優雅な留学が最高の復讐である

若者に留学を勧める大人に知ってほしい大切なこと

Living Well Abroad Is the Best Revenge

島岡　要　著

医歯薬出版株式会社

This book was originally published in Japanese
under the title of :

YŪGA NA RYŪGAKU GA SAIKŌ NO FUKUSHŪ DEARU
WAKAMONO NI RYŪGAKU WO SUSUMERU OTONA NI SHITTE
HOSHII TAISETSU NA KOTO

(Living Well Abroad Is the Best Revenge)

SHIMAOKA, MOTOMU
Mie University School of Medicine

ISHIYAKU PUBLISHERS, INC.
7-10, Honkomagome 1 chome, Bunkyo-ku,
Tokyo 113-8612, Japan

造本デザイン・AD——伊藤　守

はじめに　今と昔で留学の意味は変わったのか？

「医学のあゆみ」に連載された留学にまつわる対談シリーズ「〝教養〟としての研究留学」をもとに、８人の留学経験者へのインタビューを書籍としてまとめるにあたり、留学を切り口に文章を書き下ろしているといろいろなことに考えがおよび、あらたに10章のエッセイにまとめることになりました。各章とも留学に広い意味で関連したトピックを扱っていますが、すべての章に共通するのは、**若者に留学を勧める大人に知って欲しい「わたしの斜めからの目線」**です。斜め上からでも斜め下からでもなく、水平に斜めからの相対的視点をこころがけました。これまで大学や学会に招待されて留学について講演するなかで、わたしはこの「斜めから目線」を披露してきました。その際、多くの〝大人〟たちから、わたしもそう思っていたんだという共感のお言葉をいただきました。本書でお話しする内容の多くは、若者の留学離れを嘆く〝大人〟なら無意識にわかっていることかもしれません。ですから、もしわたしがすることに意味があるとすれば、留学を勧める**〝大人〟ならすでにわかっていることを、あえて言語化・文章化することにより、あえて意識化する機会を作る**ことかもしれません。

留学して良かったこと、残念だったこと

わたしは研究員としてボストン留学を始めましたが、その後ハーバード大学大学院で教員として仕事をする機会を得て、結局13年間ボストンに留学していました。留学して良かったことは、大袈裟に聞こえるかもしれませんが、当時（一九九八年）はスマホもWi-Fiもなく、言葉も通じない異国の地でゼロから生活や仕事を始めるなかで、鮮やかな生（せい）のリアリティーを実感することができ、さらに〝成功循環モデル〟のグッドサイクル（第2章参照）に便乗することにより、自分の実力の何十倍もの仕事を達成できました。そして長期間海外に滞在することで日本を外からみることを経験し、相対的視点を育むとともに、日本に蔓延する同調圧力としての空気から長いあいだ解放され、いい意味で空気を読まない力を身につけました。

留学をして残念だったことは、アメリカの〝選択の自由という呪縛〟に疲れたことです。渡米前、日本ではいろいろ悩んだ末にハーバード大学留学という選択をし、やっとボストンに到着すれば、とても多くの選択すべき事柄がわたしをまっていました。アメリカではなんでもかんでもたくさんの選択肢があり、主体的に自分で選ぶことで自由を行使することが正しいという価値観が君臨しています。関西で普通の日本式教育を受けて育ったわた

しは、自分で選択することがあまり好きではありません。選択するのが面倒臭いと思うし、選択の結果としての責任を負うことにもストレスを感じます。にもかかわらず、在米中は意思の力で多くの重要な選択をし、そのストレスに耐えてきましたが、とても疲れました。そもそもレストランに入って肉の焼き具合や、付け合せのサイドメニュー、正直まったく味などわからないワインの選択など、本当はしたくないのです。社交のために練習してできるようになりましたが、本心では、どの店に入るかぐらいは自分で決めるが、料理はすべて大将のお任せでお願いしたいのです。

悩んだ末に押し切られるように留学の選択をせよ

〝自由意志による選択とその選択に伴う自己責任〟という米国の考えに無理やり合わせて生きていましたが、ずっとその価値観には違和感をもっていました。そんななか、安富歩氏の『生きるための経済学』をきっかけに、哲学者ハーバード・フィンガレットが行った孔子の道に関する研究を知りました。西洋ロマン主義の考え方では、人生を道にたとえれば、要所要所に分岐点（分かれ道）があり、人は各分岐点で自由意志により理性的な選択を繰り返しながら、自分の到着点を決定していきます。いまの自分の到達場所は、自らの無数の理性的な選択の結果であるので、責任は自分にあるというのが新自由主義の根底にある考え方です。しかし、フィンガレットによる孔子の道の解釈は、人生という道は〝a way without crossroads〟であり、分岐点はありません。分岐点はあるにはあるのですが、その分岐点に達したときには、自分が選択できる道はすでに決められているのです。

これはどういうことかといえば、選択肢は複数あり、そのうちのひとつを自由意志により積極的に選ぶというのは欺瞞であり、人は重大な選択を迫られ、そのなかで否応なしに選択をするのが自然の姿であるということです。論理的に考えて、人は合理的選択をするというのは幻想です。最近の行動経済学の研究が明らかにしているように、数値で表しきれない価値観に関する選択や判断は理性ではなく、感情により行われます。人は理性的であろうとし、最後まで選択を粘りますが、所詮理性には価値判断をする力はないので、最後は感情に任せるしかないのです。留学するかどうか悩んでいる皆さん、できるだけ理性的であろうとし、とことん悩んでください。しかし、損得勘定で理性的に判断することは端から無理なので、最後は状況に押し切られるような状態に自分を追い込み、感情を起動させ、留学をするという価値判断をしてください。

苦い良薬を飲むことを許される優雅な贅沢

〝良薬口に苦し〟とは、長期的に人を幸福にすることは、短期的には人をいったん不幸にすると解釈できます。たとえば、日本経済を長期的に改善し、きたるべき財政破綻を防ぐためには（＝長期的に幸福になるには）、いま増税やリストラなどの構造改革（＝短期的な不幸）を受け入れなければなりません。しかし、短期的な不幸や苦痛が大きすぎると、人はそれを受け入れることができません。長期的な効果が出るのが何十年も先のことであれば、苦い良薬を飲み続けることはなかなかできないのです。その代わりに、短期的に効果のある痛み止めをついつい服用してしまいますが、痛み止めの常用は長期的には状況を改善しないどころか、むしろ死期を早めてしまうかもしれません。また、苦い良薬を飲み続けられないことの慰めとして、甘い毒薬（＝毒まんじゅう）に食らいついて、進んで破滅してしまうかもしれません。〝苦い良薬〟を飲み続けるためには、常に医師が横につき、苦さの意味、つまり将来的なベネフィットを患者に訴え続けなければならないのです。

いまの日本では大学改革の嵐が吹き荒れ、人文系学部は廃止や再編の対象にされ、危機に晒されています。生存のために、いかに社会に目にみえる貢献ができるのか、説明責任を問われています。わたしは大学の人文系学部は〝苦い良薬〟であると考えています。いまの日本を支える偉大な人材の多くは、人文系学部出身者です。そのような偉人たちも、大学を卒業してすぐに頭角を現したわけではないでしょうから、人文系学部の人材育成効果は、短期的にはゼロからダブルマイナスぐらいかもしれませんが、長期的にはトリプルプラスの可能性もあるわけです。ですから、いま政府から要求されている人文系学部の目にみえる社会貢献（＝短期的な効果）はゼロからダブルマイナスの間なので、正直に答えれば短期的効果など示せるわけがありません。いままでの日本は経済的・精神的余裕があったので、短期的なマイナスを許容できました。いまは苦い薬も、将来の健康を手に入れるために耐えて服用してくださいと説明してくれる医師に相当する人物が、政治の中枢にかつては何人かいて、人文系学部での人材育成は短期的にはマイナスでも、長期的にはトリプルプラスに転化されるという神話を擁護してくれていたはずです。どうして神話かというと、教育の長期的効果は原因と結果の間が長すぎるため、効果を科学的には証明できない「脱連結」だからです（第8章参照）。いっけん無駄にみえる回り道も結局はプラスに転化するという神話が、教育効果の脱連結を正当化するためには必要なのです。しかし、余裕のなくなったいまの日本では、その「苦い良薬を飲む」神話を擁護してくれる medicine man に相当する人物はいないのです。

留学の長期的効果も、厳密には証明できない神話です。留学から帰ってきた人みんながすぐに英語がしゃべれたり、グローバル人材になるわけではないので、冷静に考えれば短期的な効果はマイナスであるかもしれません。その意味では、留学という人材育成も、人文系学部と同じく政府の仕分け対象になってもおかしくないのですが、現実にはまったく逆に、政府は学生の留学を後押しするという奇跡が起こっています。余裕のない日本でこのような奇跡が起こるのは、留学という回り道をしたほうが結局は遠くまで行くことができ、多くを達成できるという神話を擁護してくれる人物がまだ政府の中枢にいるからでしょう。「回り道の神話」を擁護する人は、自分自身が回り道の価値を身をもって体験してきた人たちでしょう。「回り道の神話」は本当にあります。苦い良薬は実在するのです。でも、回り道は余裕がないとできません。余裕がないとできない回り道は、優雅な贅沢です。留学はいま奇跡的に政府が後押しする優雅な贅沢なのです。

留学で復讐する

本書のタイトル「優雅な留学が最高の復讐である Living Well Abroad Is the Best Revenge」は、カルヴィン・トムキンズのエッセイ『優雅な生活が最高の復讐である Living Well Is the Best Revenge』へのオマージュです。この「優雅な生活が最高の復讐である」

は辛辣なスペインの諺なのですが、ここで使われている復讐Revengeという言葉の語源は、「自らの正当性を立証する」という意のラテン語vindicareに由来します。したがって本書のタイトルには、**留学とは、鮮やかな生（せい）のリアリティーを実感するなかで自分の力を試し、日本を外からみることにより相対的視点を確立することを通して、多少の承認不足では揺るがない「自らの正当性を立証する」優雅で贅沢な機会である**という思いが込められています。

二〇一五年六月　　島岡　要

目次

CONTENTS

対談編

第1章

留学はするな
——留学のベタ、ネタ、メタ

人間には嘘をつく能力、しかも他人だけでなく、自分自身も欺く能力がある。

ダン・アリエリー（デューク大学教授・二〇〇八年イグノーベル賞受賞者）

日本人はお笑いが大好きです。日本のお笑いはハイコンテクストでレベルが高く、世界に誇れる文化のひとつです。しかし残念ながら、日本の観客の〝お笑いリテラシー〟、つまりお笑いを鑑賞する力はあまり高くはないようです。どうしてそうなのか、そしていったいなぜ〝お笑いリテラシー〟が、若者に留学を勧めることに関係するかを本章ではお話しします。

コミュニケーション能力を高めるには

アメリカン・コメディーを見に行け

日本で人気のお笑い芸人の多くは、ボケとツッコミの2人組のコンビです。ボケ役がネタを披露すると即座にツッコミ役がツッコミを入れ、観客に向けてここが笑う場所ですよと教えてくれます。そのため、観客はツッコミが入った所で躊躇なく安心して笑うことができます。ツッコミのおかげで、観客は自分自身でどの部分がネタとして笑う場面であるかを判断するために常に構えて緊張している必要はありません。これとは対照的に、米国ではスタンダップコメディー（Stand-up Comedy）とよばれる一人で舞台に立ってマイク一本で観客に向けて話しかけ、笑いをとるスタイルが主流です。米国のスタンダップコメディーにはツッコミ役がいませんから、どの部分がネタなのかを観客は自分で判断して自分の基準と自分のタイミングで笑わなくてはなりません。日本人は漫才のツッコミに頼りきりになりがちで、ネタを見分けるリテラシーがかならずしも育たないのかもしれません。ここでは、留学というトピックについてネタとベタとメタという3つの異なったコミュニケーションの階層から語ることについて考えていきます。

留学についてベタに語る欺瞞

もしあなたが留学の経験者で、最近の〝若者の留学離れ〟を解消するために、留学を勧める講演を依頼されたとすれば、どのような話をするでしょうか。最近の若者に実際に留学離れが起きているのかどうかについてはのちほどお話ししますので、ここではいったん横に置きます（第10章参照）。若者が留学するのは善であるという大前提のもと、留学への興味を高めたり、留学への動機付けを与えることを目的に、講演者自身の留学での良かった体験や苦労話とか、困難を乗り越えた成功体験について話すことを主催者からは期待されるでしょう。そこでよくあるパターンが「私は米国の○○大学に、国際学会でその研究室のボスと話したことをきっかけにして3年間留学しました。渡米直後は仕事や生活の立ち上げに苦労しましたが、多くの人に支えられてなんとか成果を出すことができました。留学先のボスや仲間は本当に素晴らしく、日本と違い開放的で多国籍な素晴らしいグローバルな環境で勉強したり仕事をしたりする貴重な体験をすることができました。さらに海外に留学中の多くの日本人の知り合いもでき、帰国後も留学を通じて形成された日本人どうしの友人関係はずっと続いており、私の財産です。皆さんも最初は留学を躊躇するかもしれません。また海外で言葉の問題や習慣の違いによるいろいろな困難に出会うかもしれないので不安でいっぱいかもしれません。しかし、そのような経験を通して成長できるのです。したがって、すこしでも興味があるのならぜひとも若いうちに留学してください。」というような〝ベタ〟な話をすることが期待されています。本章のタイトルのような〝留学はするな〟はけっして期待されません。

ベタに語るとは、語り手が話した言葉を額面どおりに聞き手が受け取ることを期待して話すことで、事実をシリアスに話すことです。関西生まれの私はベタに語る、つまりシリアスにだけ語るのがそもそも気恥ずかしくて苦手です。またさまざまな経験のなかで、留学にはいい面も悪い面も両方あることがよくわかっていますが、ポジティブなことだけを伝えることが期待される場面があることも、処世術としてよくわかっています。みんなの幸福のためを考えるなら、自分の小さなこだわりには目をつぶること、すなわち全体最適化のために、局所非最適化状態という欺瞞を容認せざるをえない場面もあるでしょう。わたしはいままでは〝ベタ〟な話をしてきましたが、その局所非最適化状態という小さな欺瞞を許容することが、むしろ全体のクオリティーの劣化につながっている可能性に耐えきれず、最近では〝ベタ〟を装った講演の随所にネタやメタを入れ込んでしまいます。面白いことに、ネタやメタな話をするときのほうがずっと素直に話すことができることに気づきました。素直であるはずのベタに、素直でないネタやメタという付加価値をつけることにより、いっけん素直でない面倒くさい話になるのですが、その分深みが出ることもあります。ここではあえて留学をネタやメタで語ることの重要性を考えます。

ベタ、ネタ、メタ

まずコミュニケーションのモードの違いという観点から、ベタとネタとメタについてお話しします。ベタとネタとメタはそれぞれ異なったコミュニケーションの階層を形成しており、語り手と聞き手が同じ階層にいることが、誤解のないコミュニケーションの成立には欠かせません。たとえば「僕には友達が少ない」といったときに、ベタで語るとはそのまま「友達が少ないので寂しい」という悩み相談でありますが、ネタとして語った場合には「友達の総数は少ないかもしれないが、信頼できる少数の友人がいる」とか、「自分は群れない個人主義で個としての強さを持っている」という自慢であったり、単に「Facebookの友人の数が多いことには価値がないよ」という批判が、真の意味として裏にあったりします。そしてメタに語った場合には、東大生の多くも読んでいる平坂読著のライトノベル作品『僕は友達が少ない』の残念系青春ラブコメの、リア充とか美少女やコミュ障（コミュニケーション障害）などのトピックを暗にさしているとも考えられます。

ベタに留学を語るとは、たとえば「私は〇〇大学に留学して、自己成長とキャリア形成に役立つとてもよい経験をしたので、若い人が留学をすることを推薦します」という自分語りのサクセス・ストーリーのスタイルが基本で、「英語や文化やシステムの違いに苦戦した」などの苦労話を含むというバリエーションもありますが、自己啓発書やビジネス書にみられる〝最終的に成功した社長の人生論〟的なものによく似た構造になります。その特徴は、あくまでも自分の経験に基づいた話でN＝1のデータであり、統計学的解析や文献的考察という相対的視野やメタ視線を欠いたベタな話です。おおむね「俺はこれで成功したから、おまえもこれでがんばれよ。ただし自己責任でね」という裏の意味があるとわたしはネタ的に解釈しますが、語っている本人はベタに話しているので、「俺が成功したのだから、君たちもこれで成功すべきだ、そして俺に感謝すべきだ」と本気で考えているようです。

留学をベタに語ることに対して、留学をネタとして語るとは、たとえば、留学にはプラスとマイナスの面もあり、かならずしも万人に合うわけではないということはよく理解しているが、この場では若者を鼓舞するためとか、主催者の意向に合うシンプルなメッセージを伝えるために、〝あえて〟ここは留学を勧めることだけにフォーカスしたポジション・トークをしようという態度です。真意は別の所にあるが、なんらかの目的のために〝あえて〟別の内容を語ったり、同じ内容でも別のニュアンスやコンテキストで語ることを、〝ネタとして語る〟といいます。社会学者の宮台真司氏がいうように〝あえて〟するのがネタです。そしてその〝あえて〟を、聞き手もある程度意識できていることを前提とします。漫才のネタも聞き手を楽しませるために、あえて作り話や、誇張・脚色した話をします。語り手と聞き手の双方がこの〝あえて〟を意識して初めてネタとして語ることが成立します。すなわち、語り手と聞き手の間に言葉を超えた高度な非言語コミュニケーションが成立している場合、別の言い方をすれば語り手と聞き手が〝ネタを語る〟という同じコミュニケーションの階層に属している場合にのみ初めて、ネタとして語るというハイコンテキストな様式が成立するのです。語り手だけでなく聞き手にも、コミュニケーションの階層を意識するという高度なリテラシーが必要とされます。アメリカンスタンダップコメディーの観客には、このようにベタとネタを区別し、必要に応じてネタにツッコミを入れるというコミュニケーションのリテラシーが要求されます。自分はネタとベタのどちらの階層にいるのかというバランス感覚が、奥行きのあるコミュニケーションには必要とされるのです。

ネタをベタにする言霊の力

語り手がネタとして作り話や脚色した内容を語っているにもかかわらず、聞き手がベタとして言葉を額面通りに受けとった場合には、重大なミスコミュニケーションが生じてしまいます。聞き手のコミュニケーションリテラシーが十分でない場合に、ネタがベタとして受け取られるということが起こるのです。含みをもたせて（つまりネタとして）発した発言内容が、そのまま大まじめに取られてしまう状況では、なかなかうかつなことはいえなくなってしまいます。たとえば「若者よ、日本を飛び出し、世界で活躍しよう」は、ネタとしてOKですが、ベタとして受け取られると困ります。さらに問題を複雑にするのが、語り手本人が何回も話しているうちに、ネタとして語っていることを忘れてしまい、いつの間にかネタがベタになってしまう場合があることです。自分がネタとして語っていることを忘れてしまうことなど本当にあるのかと思われるかもしれませんが、〝言霊〟の力は大きいので注意が必要です。言葉が一人歩きし、時を経てその文脈を離れて額面どおりの意味が人の心や社会に浸透し影響力をもつことが言霊にはあるのです。「若者よ、日本を飛び出し、世界で活躍しよう」をネタで語っていた人が、そのうちいつのまにかベタで語るようになり、留学してなにをするかや何のために留学するのかよりも、まず留学することがなによりも大切だと訴える狂信者や留学原理主義者になってしまいます。日本人はネタをベタに変える言霊の力に影響を受けやすいことを考えれば、〝留学〟や〝英語力〟や〝グローバル人材〟というキーワードが、ネタからベタになってしまう危うさをいまの日本に感じています。

留学を勧めることがネタからベタになってしまう危うさに対抗するひとつの方策が、留学をメタに語ることです。メタに語るとは、自分の経験からのみ語るところから一歩引いて、自分とはかならずしも同じでない他の意見と比べたり、文献的考察を加えたり、歴史的なコンテキストも参照しつつ、自分の経験を相対化する語り方です。メタに語るとは俯瞰的に語ることなので、自分の体験は相対化されてしまいます。N＝1であっても、自分の留学をサクセス・ストーリーとしてベタに生き生きと情熱的に語ると、聴衆に興奮が伝わり印象に残る強い感動的な話をすることができます。しかし、さまざまな情報を参照しつつ留学をメタに語った場合には、内容はバランスがとれ、信憑性は高まりますが、その代償として個人のサクセス・ストーリーの新鮮な興奮はいやがおうにも相対化され、弱められてしまいます。メタな語りはバランスがとれ、一般性が高まるかもしれませんが、ときとして白黒はっきりしない話になります。なぜなら、現実は白黒はっきりしないことが多いからです。学問とはメタです。学問とはなんらかの形で一般性を意識する活動なので、研究者や学者がする学問的な話は、メタ的なものを含むべきです。しかし、自己啓発的な講演を依頼される場合には、体育会的なノリが好まれることも多く、考える前に行動せよとか、すぐに役立つ即効性のある話を希望されることもあります。また、メタな話は高尚に聞こえ退屈なので、個人的なストーリーや経験談としてのベタな話が好まれる場合も多いのです。

メタ的思考とネタ的思考と『薔薇の名前』

メタ的視点とは相対的視点をもつことですが、かならずしも批判的視点であるとは限りません。独善的なベタ視線から、物事を痛烈に批判することは十分に可能ですが、バランスのとれた批判をしようと思えば、相対的視点や多角的視点は不可欠です。やはり、メタに語ることは批判的に考えることの前提となります。研究者としてのトレーニングを受け、一度でも論文を書いたことがある人ならば、ディスカッションセクション（邦文では考察）を書く場合に必要になってくるのが、メタ的視点であることはご存じでしょう。ディスカッションでは過去の論文を先行研究として引用しながら、議論のロジックを組み立てます。自分の研究の結果に合う先行研究を引用しつつ、その妥当性を強化する一方、かならずしも整合しない別の先行研究があれば、その違いの理由を考えることで、批判的に研究結果を考察し、意味付けを図るプロセスがメタ視点で考えるという知的作業です。研究の意味を歴史的文脈や社会的文脈というメタ的視点から再構成することが、ディスカッションという知的作業の要諦になります。

メタ的思考のトレーニングは論文作成時の批判的思考力養成には欠かせませんが、じつはネタ的思考も批判的思考に役立ちます。ネタというと、ウケを狙うこと、芸人の世界では笑いをとること、ネットでは注目を浴びる（より多くのアクセスを得る）ことを連想させます。ネタとして語るとは、ある物事の文脈をずらすことにより、なんらか別の意味付けを与え、付加価値を生み出すプロセスです。生み出される付加価値は、芸人の場合は笑いですが、聞き手に笑いというあらたな気付きを与えるという意味で、ネタ的な語りには批評の可能性があります。中世イタリアのカトリック修道院では、笑いの批判性がキリスト教の権威を脅かすと考えられ、笑いを誘う〝ネタ〟を含んだある種の本は異端書として厳しく規制され、読んだ者には死がもたらされたことが、ウンベルト・エーコの有名な小説『薔薇の名前』に記されています。スタンダップコメディアンには毒舌トークと辛口社会批評を得意とする人も多く、ネタと批評は緩やかなグラディエントで接続可能なスペクトラムを形成しているとみることもできます。

実験的データを取り扱う学術的な分野では、語りの基本は〝事実をシリアスに語るベタである〟と信じられているのではないでしょうか。たしかに学術論文や学会発表を例にとれば、タイトル、アブストラクト、イントロ、レザルト、メソド、レファレンスの各セクションはデータという事実に基づき忠実に記述するベタ、つまり嘘はゆるされない部分です。そして、ディスカッションの部分が、先行研究を引用しながらデータを相対的視点や批判的視点を交えて〝科学的〟という文脈に落とし込むメタな部分です。こうしてみると、研究者や学者の活動の集大成である学術論文はベタとメタでできていて、ネタの入り込む余地がないと世間の人は思うかもしれませんが、実際はそうではありません。それでは、はたしてどこにネタが入り込むのでしょうか。

科学研究におけるネタとは

生命科学や基礎医学研究の分野では、研究内容は非常に専門化し細分化され、一般の人はおろか、専門外の医師や科学者にも十分にその内容が理解できない場合が少なくありません。ＳＦ小説『二〇〇一年宇宙の旅』で有名な作家アーサー・Ｃ・クラークは、「あまりに高度化された科学は、魔法と区別がつかない」といいましたが、現代では科学の各分野があまりにも専門化されているために、「あまりに高度化された科学は、お経と区別がつかない」、つまりありがたく聞こえるが、内容は部外者にはチンプンカンプンなのです。そこでおきまりの質問が「その研究は何の役に立つのか」です。それに対するこれまたおきまりの答えが「将来的には○○という病気の治療に役立ちます」という、基礎研究の有用性の説明になります。この基礎研究の有用性の語りの部分が、ネタなのです。もうすこし正確にいえば、ネタ的要素をしばしば多分に含んでいるのです。

基礎医学研究は現実の病気の治療や診断に必ずしも役立たなくても、真理の追求にこそ意味があるというつもりはありません。ここでいいたいのは、基礎医学研究をドライブしている研究者の知的好奇心は、最初はかならずしも、具体的な病気の治療や診断をめざしたものでないことが多いということです。具体的な病気の治療にどう役立つかいまは説明できないが、生命現象の理解に大きなインパクトをもつ一般性や普遍性の高い研究が、優れた基礎研究と考えることができます。しかし、大学など公的機関での研究は国家予算、つまり税金により賄われているので、その有用性をステークホルダーである納税者に説明する義務があると考えられるようになりました。このような社会からの研究者に対する強い要請により、定義上、具体的な有用性を直接めざすわけではない基礎研究は、にもかかわらずその有用性を「将来は○○に役立つ（可能性がある）」という形で、プレゼンテーションしなければならなくなりました。この「将来○○に役立つ可能性がある」という部分が、ネタなのです。しかし不幸なことに、非専門家である一般の人にはこのネタ部分しか理解できない、またこのネタ部分にしか興味がないので、メディアも「将来○○に役立つ研究」というネタの部分しか報道しません。

科学が高度に専門細分化された現代では、研究者が成果やデータをありのままにベタに語っても、非専門家である社会とのコミュニケーションは成り立たないので、「将来○○に役立つ可能性がある」というようにネタとして語ることが常に要請され、そのようなネタ語りの能力も鍛えることがサイエンスコミュニケーションとして推奨されるようになったのです。大学や国立研究所など公的機関での研究は、研究費が税金から投入されている限り、世間に向けて説明責任が果たせるサイエンスコミュニケーションに長けた（またはネタを語るこのうまい芸人的才能も兼ね備えた）研究者が重用されることになります。

このように研究者が社会で生き残っていくためには、好むと好まざるにかかわらず、ひとつの現象をベタ／ネタ／メタの多次元で語ることが要求されます。そこで問題になってくるのが、研究者がネタとして語っている言葉を、聞き手である世間がベタとして理解してしまう場合です。

研究者「この基礎研究の成果は将来的には××という病気の治療法開発につながる可能性のある革新的なものです」
記者「臨床に応用されるには何年ぐらいかかるのですか？」
研究者「おそらく5年から10年後でしょうか……」

人は忘れやすく、5年10年は忘れるには十分に長い時間です。5年後10年後にこのやり取りを思い出す人はいないでしょうから、発言の責任を負う必要も普通はありません。ネタがベタと取られている限り、たとえば研究者が研究成果を記者会見会場で発表したときに、「5～10年後には治療薬が開発されている可能性がある」というネタを研究者が語った瞬間に、「先生、それはちょっと言いすぎではないのですか）（もしくは、「それはないやろ」）とツッコミを入れる人は、会場にはいません。研究者がネタを語り続け、誰もツッコミを入れないことが日常的に続くことが、大きな問題を生むかもしれないのです。ツッコミが入らないので、研究者もネタの言いっ放しになり、自分のネタをネタとして自分でツッコミを入れるわけにもいかず、ネタで言ったつもりが言霊の影響力でベタになり、自分でもベタとして受容せねばならなくなって、引っ込みがつかなくなってしまうのです。

小保方さんの割烹着とムーミン

元理研神戸の小保方晴子さんとSTAP細胞に関する騒動は、研究倫理面だけでなくさまざまな社会的側面からも論じられてきました。小保方さんはハーバード大学医学部麻酔科のバカンティ教授の研究室研究員としてわたしと同じハーバードメディカルスクールに留学していたそうなので、当時キャンパスのどこかですれ違っていたかもしれません。ところで、ハーバードでバカンティラボ近隣の別の研究室で働き、小保方さんに実験手技を教えたこともある知り合いは、「晴子ちゃんはボストンでは割烹着なんか着ていなかったよ」と先日教えてくれました。そうです、彼女はボストンでは割烹着なんて着ていなかったのです。そもそもドレスコード(服装のルール)の非常にゆるい米国の大学研究所では、ジーパンとTシャツに白衣を羽織るいでたちが多く、夏は半パンとノースリーブの女性研究者も珍しくありません。医学部ではスクラブのままで実験する医師もいます。しかしおそらく世界中どこを探しても、ラボで研究者が割烹着を着ているのを目撃した人はいなかったはずです。割烹着を着て、さらにムーミンのシールをあちこちに貼り付けた研究室で実験をする人なんてありえません。あれは明らかにネタに違いありません。

普通の感覚をもっている人ならば、「割烹着はコスプレで、ムーミンはキャラを作っているんでしょ」と考えます。関西人なら「割烹着にムーミンの理系女子（リケジョ）なんて実際にはありえへんやろ、お前ネタやろ、作りすぎやろ、ふざけてんのか」とツッコミを入れたくなるところです。しかし、神戸の会見会場にいた記者の誰一人としてツッコミを入れることはなく、ベタに受け取り、ベタに報道し、また世間の多くがベタに受け取り、世の中は一時的にＳＴＡＰ細胞が世界を変えると大フィーバーが吹き荒れました。しかしその後、Nature 論文でのデータの不備が発覚したことを契機に大きなスキャンダルへと進展したことは、多くの方がご存知のとおりです。

コスプレで研究するというネタ

ここで小保方晴子さんとＳＴＡＰ細胞に関する騒動の本質を、ベタに論じるつもりはありません。本質ではなくむしろ枝葉末節な点について、すこし考えてみましょう。二〇一四年一月に行われた理研神戸での Nature のＳＴＡＰ論文に関する記者会見では、ＳＴＡＰ細胞の凄さとともに、小保方さん自身の姿がマスコミに披露されました。割烹着を着てムーミンだらけの研究室で実験をする理系女子の姿です。ここで「ちょっと待ってください、割烹着はコスプレでムーミンはキャラ立ちのための演出ではないのですか?」と、もし誰かがツッコミを入れていれば、事態はすこしは変わっていたに違いありません。

割烹着とムーミンという、常識的に考えればネタとわかるような演出をした理研広報も、おそらく最初は半分ネタ（＝演出）のつもりで始めたのでしょう。しかし理研内でもこの記者会見の準備をしているうちに、ネタをベタと取るスタッフが出てきたために、研究者側もネタのつもりが、いつの間にかベタになってしまったのではないでしょうか。そして科学界のグローバルスタンダードとしては考えられない割烹着やムーミンというコスプレ姿を交えたバラエティー番組のような報道発表となってしまったようにみえます。ネタのベタ化に侵食された小保方さんのプロジェクトが、もし最後にベタの領域に踏みとどまるチャンスがあったとすれば、それは記者会見場でのツッコミだったのではないでしょうか。もし記者会見場で誰かがツッコミを入れていれば、社会全体が小保方さんとSTAP細胞ハイプ（＝狂想曲）に酔いしれることなく、またのちのネットでの論文不正の指摘（＝ツッコミ）を契機に、その反動としてのSTAP騒動がこれほどまで大きなものになることはなかったのではないでしょうか。

もちろんSTAP細胞騒動の本質は別のところにあるのですが、ネタがベタになり自分自身も正常な判断力、相対的視点や批判的視点を欠いてしまい視野狭窄に陥り、まわりの空気の支配によりもはや後戻りができなくなってしまう無責任主義が、この騒動をドライブした背景にすこしは関与しているのかもしれません。

留学を勧めるネタとベタの功罪

自信のない話し方をする人の話を聞いても、説得されることは滅多にありません。人を説得するためには、まず自分がその話の内容を信じている必要があります。人を説得することをなによりも優先させるのならば、自分が説得された状態でなければなりません。躊躇している若者に留学を強く勧めることが第一の目的ならば、われわれはまず自分自身を説得しなければなりません。留学をネタとして語っているうちにそれがベタになってしまうというプロセスは、自分自身も騙して留学を勧めることに熱狂的になれるというメリットがあります。人に留学を勧めるということが至上命題であるならば、ネタのベタ化も悪くはありません。

ところで留学を強く勧める人が留学のメリットとしてあげることに、さまざまな経験をして見聞が広がるということがあります。見聞が広がるとは、視野を広くして相対的視点を獲得することです。留学の長期的目標が相対的視点を獲得することであるならば、ネタがベタになるというプロセスは、相対的視点や批判的視点の喪失であり、留学の長期的な目的と正反対の方向を向いているといわざるをえません。

本書でわたしがあえてやろうとしていることは、**留学をネタとしてメタに語る**というスタンスを崩さないことです。留学について語る本は、留学を勧めるのが目的ですから、常にネタがベタになるという危険性をはらんでいます。他人に自分の経験を語ったり、経験した活動や商品を勧めるときに、簡単にネタのベタ化という罠に陥ってしまいます。自分がすこしでも良いと思ったことは、人に勧めたくなるものです。人に勧めることにより自分の経験を肯定したいという気持ちも働くのだと思います。勧めるからには悪い経験よりも、良い経験に比重を置いて話してしまうものです。往々にして良いところだけを強調して話してしまいます。

留学を経験した後、いま社会の中心で活躍している人は、留学経験がキャリア形成や人間的成長にさまざまなポジティブなインパクトを与えていると考えるでしょう。ここには自分がやってきたことを肯定したいという認知的整合性や自己防衛のためのバイアスが影響しています。しかし研究者や学者であるならば、メタ的視点を忘れてはいけません。学問とは具体的事象の抽象化や普遍性について考える知的活動です。学者が留学を勧めるときにすべきことは、「留学という経験は、わたし自身のキャリア形成や人間的成長にたしかに大きなポジティブなインパクトがあったと感じられる」というベタにとどまらず、別の可能性についても考えることです。留学のオルタナティブとしてなにがあるか。海外に留学して過ごした時間を、もし他の活動に費やしていたとしたら、どうなっていたであろうか。留学と同様のインパクトを得ることができるような他の経験や活動とはなにか。この質問に対する答えを探し出すのは難しいかもしれません。しかし、この質問に対する答えがないとすれば、留学以外の人間的成長のためのキャリア形成モデルをわれわれ大人が提示できていないということになります。

いま、私たち中堅・シニアの学者や教育者がすべきことは、若い人に留学を勧めるだけでなく、留学と同等のインパクトのあるオルタナティブを常に提示できるように、知的柔軟性をもつことです。オルタナティブなしでは、単純に1人称で経験を語るベタな自己啓発型ビジネス書によく書いてある「俺はこれでうまくいったから、お前も頑張れよ。ただし自己責任でね」のようなヤンキー的気合いモデルと本質的にはなにも変わりはないのです。ネタがベタにならないために、ここでは「まず留学はするな」で始めます。ここには「留学はするなといわれても、それでも留学したいと思うぐらい強い興味と動機を持った人にこそ留学して欲しい」というネタがあります。そして「まず留学はするな」は、もし留学をしないならこういうオルタナティブがあり、それと比べて留学はどうであるのかを考えるメタ視点につながっていくのです。

第2章

やりたいことのない「普通」のあなたに留学を勧める理由

99%の人は準備だけで人生を終えてしまう
千田琢哉『死ぬまで仕事に困らない為に20代で出会っておきたい100の言葉』

あなたの価値は誰が決めるのでしょうか。受験戦争や出世競争を生き抜いてきた自信家のあなたなら、自分の価値は自分で決めると考えるかもしれませんが、残念ながら間違っています。ここでは自分の価値が決まる仕組みを知り、いまは〝普通〟の価値しかもたない競争力に乏しいあなたが、留学を機会に大きく伸びる方法をお話しします。

若い人は、留学するかどうか迷っている

最近、いろいろな学会で留学についての講演をする機会がありました。そこで感じたことは、世間でいわれている〝若者の留学離れ〟とは違い、多くの学生が留学することにじつはたいへん興味をもっているということです。ただ、実際に留学の一歩を踏み出すかどうかに関して、学生たちは非常に迷っています。わたしは、留学するかどうか迷うこと自体に問題があるとは思いません。日本人にとって英語という言葉の問題を抱えて、欧米の大学や研究機関に留学することは、大きな決断を要することです。この種の悩みは昔からそんなに変わっていません。ところが最近の顕著な傾向としては、いろいろ悩んだ末に、結局決断できずに、留学せずに国内残留という現状維持を選ぶ人が増えているように感じます。その理由のひとつに、情報の氾濫と過剰があると思います。10年15年前と比べれば、インターネットを使って入手することができる情報の量は劇的に増加しました。わたしが留学した一九九〇年代後半は、インターネットがやっと普及し始めたころでしたので、得られる情報はきわめて限られていました。いまは留学経験のある人がさまざまにブログやSNSで発信をしていますが、当時はそのような海外にいる日本人からの発信も、ほとんどありませんでした。ネットには有益な情報だけでなく、正確でなかったり、誤った有害

な情報もたくさんあります。また、ほしいものと無関係な情報があふれていて、大いに迷わせます。膨大な無関係な情報の洪水のなかから砂の一粒をみつけ出すように、有益な一握りの情報にたどり着くのは、グーグルの力を借りてもけっして簡単ではありません。なぜなら、情報の真否や有用性を事前に判断する力を、私たちの多くはもっていないからです。情報を検索すれば検索するほど、自分の望む情報にはたどり着けず、調べれば調べるほど不満足が大きくなり不安が募っていきます。

現状維持を選ぶ人が増えているもうひとつの要因が、社会の変化です。日本の経済状況が悪くなるにしたがって、若者に限らず多くの日本人が保守的な選択をするようになってきました。そもそも日本人はリスクをとりたがらない傾向にありますが、そのようなリスク回避傾向がますます強くなることで、留学のようにいっけんリスクを伴うようにみえる選択をとりにくくなります。さらに社会が成熟してくると、選択可能なキャリアのチョイスは多くなります。自分を成長させ見聞を広めるための選択肢が留学だけではなくなり、留学と同様の効果を期待できるような他の選択肢が存在すると考えるかもしれません。キャリアの選択肢が多くなると幸福度が高くなるように思うかもしれませんが、逆説的にますます最終的な判断がしにくくなるのです。

準備しすぎという問題

失敗しないようにするには、周到な準備が必要であることはいうまでもありません。たとえば、英語で良いプレゼンテーションをするためにもっとも重要なことは、十分な時間をかけてパワーポイントを準備し、何回もリハーサルをすることです。しかしいくら準備をしても、完璧になることはありません。準備することの効果はあるレベルに達するとプラトーに近くなり、これ以上いくら準備をしても、それに応じた結果の向上には反映されない領域に達します。すでに費用対効果が飽和しているにもかかわらず、完璧を期すために準備のためのリハーサルを続けるということが起こるのです。これは、ひたすら不安を打ち消したいという心理状態を反映した行為で、むやみに完璧をめざして準備に時間を費やすことは、むしろ非生産的です。なぜなら、費用対効果を考えずに準備に過剰な時間をかけてしまうと、本来その他のことに使う時間やエネルギーを消費してしまうリスクがあり、全体的な生産性が下がってしまう可能性があるからです。局所の最適化がかならずしも全体の最適化につながらないことの典型例のひとつとみることができます。準備するという行為が不安を打ち消すためだけの慰めになったときには、注意が必要です。不安を打ち消すために準備をすればするほど、準備の最中にまたあらたな問題点がみつかるのでますます不安は募り、その不安を打ち消すためにさらに準備を行い、またさらなる不安を助長するという負のスパイラルに陥ってしまいます。

留学のような、人生においてなにか大きなプロジェクトを開始するときには、周到な準備は必要ですが、準備ばかりしていていつまでたってもプロジェクトが開始できないという状態に陥らないようにしなければなりません。留学に関してインターネットで下調べをすると、さまざまな情報があがってくるので、留学でうまくいかなかったらどうしようと不安ばかりが募ります。その不安を打ち消すためにさらに準備ばかりしているうちに、どんどん時間が過ぎていきます。留学に対する準備が、具体的な試験の準備や留学先選定という明確な目的をもった活動であるかぎりには問題はありません。しかし、漠然とした自信のなさを、漠然と解消する慰めのために時間を費やすことには注意が必要です。まだ自分は留学するには未熟であるのでもっと自信をつけてから留学したいと考えて、決断を1年2年と先延ばしにしているうちに、あっという間に5年10年と経ってしまい、留学のタイミングを逃してしまう可能性があります。

日本人には謙虚な人が多いように思います。自分の未熟さを常に意識し、自己成長のための努力を続ける態度はとても尊いものです。未熟さの自覚が、自己改革のための挑戦マインドをドライブするのであれば素晴らしいのですが、逆に未熟さの自覚が漠然と挑戦を先延ばしにする口実につながる場合は問題です。「現在の自分は未熟で自信がないので、いまは挑戦するには早すぎる。自信をつけてから、後ほど挑戦したい」というメンタリティーはとても厄介です。なぜなら、自分の未熟さを克服することは、挑戦して失敗や困難を乗り越えることによってしかできないからです。断言しますが、痛みを伴わずに自分の未熟さを克服する方法はありません。「自分は未熟なので、いまは挑戦せずに自信をつけてから後ほど挑戦したい」というメンタリティーは、痛い思いをせずに成長したいという気持ちを反映しています。しかし、痛みを伴わずに成長することはできないのですから、未熟さを理由に挑戦を先延ばしにし続ければ、未熟さが解消されることは将来にわたりありえません。自分では未熟であると思っていても、現実に挑戦すればなんとか成功するかもしれません。たとえ完全には成功しなくても、失敗という最高の学びの機会を経験することができるのは、大きな進歩です。未熟を理由に挑戦しなければ、未熟を解消するための努力の具体的な方策や方向性さえ知ることができません。挑戦せずに未熟さを解消しようとすれば、失敗が教えてくれる努力の方向性を示唆するフィードバックなしに精進しなくてはなりません。そうすれば360度すべての方面にわたって漠然と未熟さを解消するための活動をしなくてはならないので、無限大の努力が必要となり、おそらくうまくいきません。しかし、挑戦して失敗すれば、未熟さを解消するための具体的な方向を知ることができます。未熟さを自覚しながらも挑戦すれば、たとえ失敗しても、自己成長のための具体的な方策につながるフィードバックが得られるのです。

たとえば、レポートを作成するときに完璧を期すあまりに、提出期限を守ることができなければ0点で、レポートをまったく作成しなかった場合と同じようにみなされます。しかし、完成度は低くとも期限前に提出すれば、運が良ければ合格しますし、たとえ再提出になってもなんらかのコメントやフィードバックをもらうことができます。そのフィードバックをもとにレポートをよりよいものにする機会を得ることができます。

完璧を期すあまりに挑戦の機会を逃してしまうのは、未熟な自分を晒す勇気がないからです。未熟な自分を晒す勇気がないと、ひとりよがりの漠然とした〝自己成長のための自助努力〟という慰めの行為が永遠に続き、いつまでたっても現実の世界に打って出ることができません。完璧なパンチをくりだすためにシャドーボクシングを入念に一生続けて、けっしてリングに立たないボクサーのようなものです。本番には相手がいるので、たとえ完璧なシャドーボクシングができても、試合では役立たないでしょう。実戦の場に出てリアルワールドを経験することが、たとえうまくいかなくても貴重なのです。自分の未熟さを恥じるマインドセットは、あくまでもあなたの頭のなかにだけ存在する自我の問題で、現実社会には存在しない問題です。現実の社会では相手がいます。自分が気にしているほどまわりはあなたの未熟さを気にしていません。おそらくまったく気づかないでしょう。誰もあなたの未熟さを気にしているほど暇ではありません。それどころかあなたと同じように、相手も自分の自我の問題に絡め取られ、己の未熟さしか考えていない内省的な自分との会話を頭のなかで続ける人である場合も多いので、あなたの未熟さになどまったく興味がないかもしれません。未熟さという自我の問題にとらわれて、シャドーボクシングばかりしていれば、準備だけで人生が終わってしまうのです。準備不足でも挑戦して失敗すれば、その瞬間は大きな後悔をするかもしれませんが、次の挑戦に向けての解決すべき具体的な方向性がみえてきます。しかし準備ばかりして挑戦しなければ、痛みや後悔は小さいかもしれませんが、その小さな痛みや後悔がずっと続く慢性的な呪いになり、心を蝕んでいくでしょう。なにより問題なのは、準備ばかりして挑戦しなければ、なにも成し遂げることができず、時間だけが不可逆的に消費されていくのです。

遅い決断は誤りである

締切りがないと、いつまでたっても仕事は終わりません。一年以上手付かずで放置しておいた仕事が、突然明日までに提出してくださいと締切りを設定された途端に数時間で完成してしまった経験はないでしょうか。わたしはあります。偉大な作家マーク・トウェインは、『トム・ソーヤの冒険』など多くの素晴らしい小説を発表してきました。これはよく知られたことですが、マーク・トウェインの小説の大部分は、締切り直前に書かれたものです。締切りがなければ、彼の素晴らしい小説は存在しなかったでしょう。締切りがあるというプレッシャーが、人の行動を刺戟する強いドライブになるのです。パーキンソンの法則によれば、人は仕事を達成するのに与えられた時間を、最大限使ってしまいます。たとえば、3日でできるような仕事でも、1週間という期限が与えられれば、生産性を下げてのんびり仕事をしたりして、1週間ギリギリで仕事を終えるような時間配分をしてしまいます。最初の3日で仕事を終えて残りの4日を別のことに使おうとする志の高い人は稀なのです。逆に、3日でできる仕事に2日の期限を与えれば、無理をしてでも2日で仕上げることも多くの場合可能です。

重要な判断や決定をしなくてはならないときには、どうしても先延ばしにしてしまいがちです。しかし、先に伸ばして稼いだ時間をよりよい決断をくだすために有効に使えるわけでは必ずしもありません。なにか重要な決定をくだしたり、なにか新しいことを始めるという行為には、精神エネルギーが必要です。またなにかを決定したり、なにかを始めることは、常になんらかのリスクを伴います。生存戦略として、本能で人はできるだけ精神エネルギーを温存したいと考えると同時に、リスクはできるだけとりたくないとも考えるので、すこしでもリスクが関係するような判断に関しては、先に伸ばしたいという心理がはたらきます。もし判断するのを先延ばしにし、時間を稼いでいる間に、あらたな重要な情報が得られるという保証がないのであれば、決断を先延ばしにしても、いま決断しても、結局決断のクオリティーはほとんど変わらないはずです。にもかかわらず決断する時期を先延ばしにすれば、時間という貴重なリソースを失ってしまい、行動を起こすのにクリティカルなタイミングを逃してしまうわけです。タイムリーにいま行えば正しい決断でも、時間が経って後から行えば、まったく同じ決断をしても、不適切な決断となってしまう場合が少なくないのです。遅い決断は、たとえ正しい決断でも、間違っているのです。

決断を先延ばしにした結果、より挑戦的な選択肢を選べるようになる場合は、ほとんどありません。決断を先延ばしにすることは、あらたな変化を受け入れるのではなく、現状維持を選択したいという意思の表れです。決断を先延ばしにすればするほど、最終的に現状維持の選択をするようになります。時間をかけて考えた結果、勝機を逃してしまい、結局その選択を行わなくなってしまいます。なにも変えない現状維持という選択は短期的にはもっとも楽で安全にみえますが〝選択しないという選択〟は長期的にはもっともリスクが高い可能性を、正面から見据えなければなりません。決断には締切りを設けなければなりませんが、その締切り前のタイミングは、時間をかけたほうがあらたな情報を得られたり、状況が好転するという明らかな保証がない限り、できるだけ短いほうがいいのです。最初から正しいとわかっている選択はありません。将来世界がどうなるかは、事前には誰にもわからないのです。誰にも確実にはわからないので、自分で選択するしかないのです。いずれ選択しなければならないのであれば、いずれ判断しなければならないのであれば、そして、まてば状況が好転するという保証がないかぎり、いま決断したほうがいいのです。

あなたの本当のライバルは誰か

おそらくこの本の読者は、学のある賢い人が大部分だと思います。学のある賢い人は、よく考えてから行動することが最善の策であると理解しているので、よく考えている間にどうしても判断を先延ばしにしがちです。判断を先延ばしにしているうちに、失敗するリスクを恐れ、なにもしない現状維持という選択をしてしまいがちです。誤解を恐れずにいえば、学のある賢い人とは、〝考える力はあるが度胸のない人〟のことです。日本では勉強すればするほど、学歴をつければつけるほど、保守的になるので、無茶をするのは愚かであると教育され、その結果、度胸はなくなります。このような〝学があり考える力もあるが、しかし度胸のない人〟たちの競争は、できるだけリスクをとらずに横一線に並び、過酷な（または退屈な）日常にひたすら耐える持久戦になってしまいます。この我慢合戦に参戦することには、リスクを回避する代償に大きな罠が2つあります。ひとつ目の罠は、我慢するということにモティベーションを見出すことは難しいということです。モティベーションのないまま、何年も我慢合戦ができるでしょうか。我慢合戦での唯一のモティベーションは、ある一定の我慢をすれば確実に報われるという保証があるときだけです。その保証がないのであれば、他人が脱落するのをまつか、上司が自分を選んでくれるのをひたすらまたなければなりません。何の保証もなく自分の市場価値が年齢とともに目減りしていき、自分が買い手のない不良債権化していくことを感じながら、ひたすら我慢することにモティベーションやインセンティブを見出すことは難しいでしょう。

さらにもうひとつ別の罠が、本当のライバルの存在です。学のあるリスク回避タイプの人のライバルは、別の学のあるリスク回避タイプの人であり、我慢合戦がライバルの争いの雌雄を決すると思われがちですが、じつはそうではありません。〝学があり考える力はあるが度胸のない人〟のまわりではほとんどみかけないかもしれませんが、世の中には〝学歴はないかもしれないが、度胸はある、しかし考える力のない人〟がかなりいます。このような人たちは、度胸があり、考える力はないかもしれませんが、気合いでたいていのことは乗り越えられると本当に信じているので、学のある賢い人が完全にドン引きするようなリスクの高い選択も、気合いでとってしまいます。そして、気合いで挑戦した度胸はあるが考える力のない人の大部分が、当然なんらかの形で失敗に終わります。しかし、少数の運のいい人は生き残り、成功してしまいます。現代という不確実性と流動性の高い世界では、仕事や人生の多くのことが運に大きく左右されます。とくにリスクの高い選択をすれば、ますます結果は運に左右されやすくなります。普通に考えれば、すべての困難を気合いだけで乗り越えられるはずがありませんが、いくら頭が良くても挑戦しなければ、成功もありません。挑戦して初めて、幸運に恵まれ、運だけで成功する可能性も出てくるのです。したがって度胸はあるが考える力のない人は、大部分は予想通り失敗してしまいますが、少数は、確率はドン引きするほど低いとしても運よく成功し、すべての果実をかっさらっていくのです。学のある賢い人がみな我慢比べをやっている間に、彼ら彼女らの何人かは成功して、学のある賢い人の取り分までもっていってしまいます。学のある賢い人の本当のライバルは、度胸はあるが、考える力のない人たちなのです。

賢い人はコツコツと学歴やキャリアを積み上げていきます。その積み重ねこそがその人の市場価値となるはずです。そして積み重ねていくうちに多くのものを身につけてしまいます。失敗したときに失うものが多くなれば、どうしてもリスクを回避する人生の選択を取ってしまいます。積み重ねれば積み重ねるほど、失敗したときに失うもののことを考えてしまい、賢さや考える力が災いして、度胸が出せません。どうすれば度胸がつくのでしょうか。そのことのヒントとして次に、キャリアにおいてリスクをとることとリスクをとらないことを考えてみましょう。

投資か貯金か：リスクをとらないリスク

キャリアを築くという言葉には、努力して一歩一歩着実に階段を上っていくようなイメージがあるかもしれません。富士山の頂点をめざして長い階段を1段1段確実に上っていくようなイメージです。このように一歩一歩確実に階段を上り、できるだけ危ない道（リスク）を取らない堅実な生き方を、多くの日本人は好むでしょう。ところが、この一歩一歩着実に上っていくキャリア戦略には大きな落とし穴があるのです。この戦略は貯金の積み立て貯金に似ていて、利率は低いが確実に増えていくので、リスク回避型の人には好評でした。しかし、利率が異常に低いため、インフレ下では価値が目減りしてしまうことが問題です。

利率が異常に低いと知らず知らずのうちに資産価値が下がっていくのと同様に、リスクをとらないでいると、自分が着実にキャリアを重ねているつもりでも、まわりと同じような戦略をとることで自分の市場での価値が相対的に下がってしまう可能性があります。リスクを恐れるあまり、人と同じことをすることに終始すれば、たとえ成長曲線がたしかに右肩上がりでも、その増加率があまりにも緩やかですと、バックグラウンド（つまりその他大勢）に埋もれてしまうので差別化できず、強いキャリアを形成することができません。誰もがリスクを冒さず投資をしないような状況では、リスクをとらないことがむしろリスクになってしまうのです。他の全員と同じだから安心の時代は終わり、同じことをしている全員がすべて負け組になり、不良債権化するリスクがあるのです。これがリスクをとらないことのリスクです。

リスクをとらないとは、ある特定の選択をしていないように感じられるかもしれませんが、じつは選択をしないという選択も、また選択なのです。すべての選択は本質的にリスクを含むものなので、リスクのまったく含まれないリスクフリーの選択肢があるとすれば、それは幻想でしかありえません。そしてリスクをとっているつもりがないにもかかわらず、知らぬ間に非常に高いリスクに暴露されていることがもっとも危険なのです。

茹で蛙というリスク

人は変化を嫌う生き物です。行動には変化が伴い、行動が変化を引き起こします。行動を起こすためのエネルギーをできるだけ消費したくないという省エネ心理と、なにか行動を起こすことに付随するリスクをとりたくないというリスク回避心理のため、人は尻に火がつくまで行動を起こさない傾向があります。また、変化をまったく起こさないという決断をすることにも精神的エネルギーがいりますので、一見もっとも省エネでもっともリスクが低いようにみえる選択判断を先送りにするという選択をしがちです。いまは判断しないけどもこの先状況をみて判断するという〝先送り〟をしてしまいます。

人は急な激しい変化を嫌う性質がある反面、緩やかでゆっくりとした変化に対しては、それほど抵抗感なく受け入れてしまいます。このように自分も意識しない小さな日々のリスクがゆっくり蓄積していき、大きな危機意識もなく日常を過ごしている間に、ついには蓄積したリスクは限界点に達し、システムが破綻するという状況を、茹で蛙（Boiling Flog ボイリングフロッグ）とよびます。水の温度が急に上がりお湯になった場合にはカエルは慌ててその風呂から飛び出しますが、非常に緩徐に温度が上がっていった場合にはその緩徐な変化に気づかず、ついに温度が沸点に達してもカエルは逃げるタイミングを失ってしまい、茹であげられて死んでしまうという警句です。

緩やかな経済の衰退や緩やかに進行する環境破壊や地球温暖化を、なにもせずに見過ごしていると、近い将来破滅的状況が訪れてしまうというのは、現実社会での〝茹で蛙〟的危機です。またキャリアの選択においても〝茹で蛙〟的危機に陥ってしまう危険があります。このままのキャリアを現状維持で歩んでいくと、先すぼみで衰退するのがほぼ明らかな状況でも、人はなかなか転職などの変革を起こす一歩を踏み進めることができません。とりあえず現状を維持すれば1年後には状況が好転するかもと自分に言い聞かせ、現状維持を続けている間に何年も時間が経ってしまい、もう転職などの変革の行動を引き起こす機会を逸してしまう場合があります。これがキャリア選択における〝茹で蛙〟的絶望です。キャリア選択に於けるリスクを冒さないリスクです。

投資で儲けるコツ

他人と横並びであることが一見もっとも安心で安全であるという神話が、日本にはあります。〝赤信号みんなで渡れば怖くない〟のと同じように、みんなと同じことをしている限り自分は取り残されず大丈夫であるという、誤った幻想を日本では子供の頃から植え付けられています。人と同じことをすることが、簡単で安全に思えますが、じつはもっともライバルが多く、もっとも熾烈な戦いにさらされてしまうのです。人と同じことをしていれば人まねですみ、どう振る舞うべきか（たとえばプロトコル）がすでに決められているので、決断するための精神的エネルギー消費を抑制することができます。まわりについていけばいいので、自分でその都度大きな精神エネルギーを使って決断する必要はないように思われます。また、まわりとつながっているという安心感があるので、孤独にさいなまれることがありません。一見楽で安心感があるので、多くの人がこのような選択を好んで行います。これに反して、まわりと違うことをしようとすれば、行動の手本がありません（確立したプロトコルがない）ので、行動するたびに自分で判断せねばならず、多くの精神エネルギーを必要とします。また前例がないために、どの程度の割合で成功するのか、自分の望む結果を得ることができるのかも予想できませんので、不確定性が高くなります。また、まわりと違うという孤独感に向きあう必要も出てきます。同じ選択肢を選んだ人との間だけで共有できる日本人の好む仲間意識（俺たち感）とも無縁になってしまいます。人と違う選択をするには、タフさが要求されるのです。

しかし、翻って人と同じであるということは、労働市場の人材価値の観点からみると、じつはかなりリスクの高いことです。人と同じであれば、あなたという人材は容易にコモディティー化してしまいます。コモディティー化した商品は、他の商品と品質で差別化を図ることができませんから、商品の市場価値を高める唯一の方法は価格を下げることになり、値下げ合戦を勝ち抜くしかなくなります。人材の価値も同様に、他人と同じような経歴ではコモディティー化してしまい、仕事の質で競争に勝つことはできません。自分では仕事が選べないので、労働の値下げ合戦、つまりより低い給料、より低い待遇、より不安定な状態でどれだけ長時間働けるかでセレクションが行われてしまうのです。

人と違うことをする：アービトラージという人生戦略

〝自分の価値は自分で決める〟と考える人がいるかもしれませんが、残念ながら間違っています。あなたの価値は、他の商品と同じく市場原理が決めるのです。人と同じことをしていれば人材の市場価値はコモディティー化により下落し、希少性価値を生み出すことはできません。強いキャリアを生きるためのポイントは、希少性とアービトラージ（裁定取引）です。希少性を利用し、安く買って高く売る利ざやで稼ぐこと（アービトラージ）が、人材の価値を上げる基本戦略です。

みんなが欲しがるものは市場原理にしたがい仕入れ値が高くなるので、たとえ少々高い値で売れても利ざやで稼ぐのは難しいだけでなく、人気がなくなり値崩れして原価割れしてしまう可能性もあります。キャリアも同じです。いま人気のある分野は輝いてみえますが、競争相手も多く、厳しい競争を勝ち抜かねばなりません。厳しい競争をして（＝高い仕入れ値を払って）人気の高い輝く分野に参入しても、数年経てばその分野の社会的ニーズが低下したり、ニーズはあってもその分野の仕事がコモディティー化してしまえば、高い金銭的、精神的報酬も期待できず、強いキャリアを歩めません。高く買って、それをさらに高く売るのは難しく、しばしば買値をはるかに下回る安値で売らねばならない状況に陥ります。人は損失（ロス）に敏感なので、高く買って安く売らざるをえなくなると、深い後悔にさいなまれます。自分の選択を後悔するネガティブな気持ちで過ごすことを余儀なくされます。原価割れの人材価値は不良債権化し、叩き売りせざるをえなくなります。

儲ける、つまり付加価値を生み出そうと思えば、安く買って高く売るアービトラージ戦略が基本です。安いというと誤解を生みますが、要はまだ高い値が付いていないものを安い値段で手に入れて、高い値が付いたときに売り抜き、その利ざやで儲けるという付加価値を生み出す方法です。いまはその価値が世間ではよく認識されていないが、10年後には価値が出る掘り出し物をみつけ出し、投資するのです。もちろん10年後に価値が出るかどうかはわかりませんから、リスクはあります。しかし、リスクをとったことの報酬として、先行者利益を手にすることができるのです。

アービトラージなキャリア戦略とは、人がやらないニッチ分野の仕事にあえて取り組み、その分野の成長とともに自分の人材価値も相乗的に高めるキャリアの築き方です。

このアービトラージなキャリア戦略はどのような人に向いているのでしょうか。結論から先にいうと、アービトラージ戦略は万人向けではありません。この戦略が向いているのは、現時点で競争力のない〝普通の人〟です。自分を特別な存在にできる特別な才能がある人たちとはまったく違うタイプの人たち、つまり多くの人が参入している競争の激しい分野の競争に勝ち抜いていく競争力のない〝普通の人〟が、それでも強いキャリアを築こうと願うのであれば、アービトラージ戦略をとるべきです。

いまはそれほど競争力のない〝普通の人〟が、世の中で十分戦えるだけの競争力をつけようと努力するときによく犯すミスが、誰もが興味をもつ分野を戦場に選ぶことです。いま人気のある華やかな分野でよく勉強し、資格を取ったりして競争力をつけようとすることです。人気のある分野は情報も多く、本やネットの記事など学ぶためのリソースも豊富にあり、丁寧に教えてくれる先生や専門家もすぐみつかるので、勉強や努力がとてもしやすいので、手っ取り早く努力を始めた気にはなれますが、努力に見合う結果はけっして得られません。あなたが勉強しやすいということは、あなたのライバルも同じように勉強しやすいということを意識せねばなりません。自分よりも先に勉強を始め、自分より長時間努力するライバルが多く存在しているのです。その分野の専門家や先生がたくさんいて教えてくれるということは、その分野がすでに成熟分野になりつつあり、並大抵の努力ではその分野で認められる存在にはなれないのです。競争力のない人は、人気のある分野でいくら努力をして実力をつけて成長しようとしても、結局はその他大勢のライバルに埋もれてしまいます。とうてい勝ち目がないので、参入すべきではないのです。

想像が及ばないという〝普通の人〟の罪

競争力のない〝普通の人〟が努力して実力をつけ、強いキャリアを作ろうとすれば、人がしないことをしなければ勝ち目はありません。そのためには、ニッチ分野を攻めなければなりません。しかし、他人にまだ荒らされていない美味しいニッチ分野がたくさんあるわけはありません。（いまは）美味しくないからこそ、人が来ないのでその分野はニッチなのです。その分野に人が来ない理由は2つあります。ひとつめは、その分野がなんらかの理由で知られていないので人が来ない。知られていない理由は、たとえばその分野が非常にマイナーである、最近できた新しい分野である、海外では認知されているが日本では知られていないなどが考えられます。ふたつめは、その分野の存在は知られているが、その分野で仕事をするのがなんらかの理由で困難であるので、人が寄りつかないのです。仕事がきついとか、コストパフォーマンスが良くないので、人が参入を躊躇する場合もありますが、最大の理由は、その分野がニッチで成熟していないからこそ、歩くべき道がまだできていないということでしょう。

成熟分野ではすでに歩くべき道ができているので、そこを歩いていけば曲がりなりにも参入できますが、まだ成熟過程にあるニッチな分野に参入するには、自分で道を作らねばなりません。日本の学校での勉強に慣れ親しんだ多くの〝普通の人〟は、道を踏み外すなという教師の教えの呪縛から逃れることができません。歩くべき道は誰か政府の偉い人がすでに作ってくれているもので、その道をいかに踏み外さずに、人よりすこしでも速く進む訓練を何十年も受けてきました。そのようなできあがったルールのもとでの最適化競争にどっぷりと浸った人たちは、ルールのない世界で自分が道を作ってまで進むことに想像が及ばないでしょう。ルールのない世界に放り込まれれば、いつまでたっても存在しないルールを探し続けるか、誰か偉い人がルールを作ってくれるのをまち続けるでしょう。

〝普通の人〟の多くは魅力的なニッチ分野の存在をたまたま知って興味をもったとしても、自分が道を作ってまで進むことに想像が及びません。それゆえにその分野はほとんど人が参入しないニッチ分野なのです。しかし〝普通の人〟であることから半歩だけ踏み出し、あえてその分野に挑戦する。人がしないことをして、その分野の成長とともに自分も成長し、将来的に先行者投資（投資の利ざや）を手にすることが、アービトラージなキャリア戦略です。参入プレーヤーの少ないニッチ分野で活動すれば、なにをなしても世界初です。ニッチな世界で業績や評判を築くのはたやすく、そこでトッププレーヤーの一人になれば、たとえお山の大将でも、トップの人にしか経験できないリーダーシップを発揮することや人脈形成などさまざまな人間的成長のための機会が与えられます。大きな成熟分野でひたすら我慢していれば20年かかっても達成できないようなプロモーションや人間的成長が、ニッチ分野でははるかに短いスパンで成し遂げることができるのです。

明確な目的をもたない人こそ留学すべき

人がしないことをあえてすることがアービトラージ戦略の肝であることをここまでお話ししてきました。そこで話題を留学に戻しますが、留学をする人が減っているのならば、いまこそあえて留学をすることが、アービトラージなキャリア戦略となりえます。留学をする人が少なくなれば、留学をするだけで希少価値が生まれます。いまは競争力のない〝普通の人〟こそ、留学をしてアービトラージなキャリア戦略を実行すべきなのです。

競争力のない〝普通の人〟は、明確な目的意識をもっていないことがしばしばあります。明確な問題意識にドライブされていないから、競争力もなく普通に甘んじているのかもしれません。では、そのような人はまず日本国内で明確な目的意識を育んでから、留学すべきでしょうか。わたしはそう思いません。逆説的に聞こえるかもしれませんが、明確な目的意識をもった志の高い人は、留学してもしなくても、きっと強いキャリアが築けるでしょうから留学する必要性はそれほどありません（それでも留学を経験した方がより、選択肢の広い、より強いキャリアを築けるでしょうから、ぜひ留学してください）。しかし、明確な目的意識をもっていない人こそ、留学をした方がいいのです。別の言い方をすれば、自分がなにをしたいかわからない人ほど留学した方がいいのです。

なにをすべきかはっきり分からなければ、インパクトの大きいなにか質の高いことをなすことはできないと一般には考えます。したがって、自分はなにをしたいのか、自分はなにをなすべきかを明確にわかっていることが、行動を起こす必要条件になると信じられています。就活の面接で〝自分がしたいこと〟がわかっていなければ、面接官には相手にされないでしょう。無事に就職できても、〝自分がしたいことや自分がすべきこと〟を、しっかり答えられなければ、上司を怒らせてしまうでしょう。いまの就活生や新入社員は自分の目的を無理にでも言語化し、プレゼンテーションすることに必死です。ここで自分のしたことがわからない人に朗報です。仕事や研究で良い結果を出すためには、自分がしたいことが必ずしも明確でなくてもいいのです。ダニエル・キム教授の提唱する〝成功循環モデル〟を一言で説明すれば、〝なにをするかよりも、誰とするか〟が生産性や成長には重要であるという理論です。

〝成功循環モデル〟は、組織やチームを構成しているメンバーの〝関係の質〟から始まります。メンバーの相互理解やポジティブなトーンの話し合いが浸透すると〝関係の質〟が向上し、重要なアイデアの創出につながる高い目的意識を生み出す〝思考の質〟の向上へとつながります。さらにこれが自発的な行動や、勇敢なチャレンジを起こす〝行動の質〟の向上へとつながり、波及的に仕事の〝結果の質〟の向上へとつながります。〝結果の質〟の向上は、一周して組織の人間関係を良くし、さらなる〝関係の質〟の向上へと循環します。このような〝関係の質〟→〝思考の質〟→〝行動の質〟→〝結果の質〟（→〝関係の質〟）というサイクルが回ることが、成功循環モデルにおけるグッドサイクルです。

現代ではすべての仕事や研究は、広い意味で、組織で行う仕事・チームワークと考えられます。個人がなにをしたいかとか、なにをなすべきかというのは、チームワークの環境という文脈が違えば異なってきます。個人がなにをなすべきかという問題意識は、チームの関係の質によって変化し磨かれるのです。もし、あなたがいまなにをなすべきか心の底から納得できる問題意識がないとしても、それはおそらく〝関係の質〟が最適化されていないからかもしれません。〝関係の質〟を改善するために環境を変えることは、大きな効果があるはずです。したいことがはっきりしていない、目的意識がまだ明確でない人は、同じ環境にいてもあまり期待できません。むしろ〝誰とするか〟に焦点をあてて、したいことのあるなしにかかわらず「関係性の質」の高い環境に移ることで、場の力を借りて成功循環モデルでのグッドサイクルにうまく便乗できるように、あえて留学するのは効果的な〝攻め〟のキャリア戦略であると思います。

〝成功循環モデル〟の観点からは、留学をするときになにをするかという目的にこだわりすぎるのはよくありません。明確な問題意識をもたない人に留学を進めているわけですから、そもそも留学の具体的な目標などはここでは期待していません。それよりも、人間関係の良さそうな環境を指標に留学先を選ぶのが良いでしょう。仕事や研究の内容はいったん横に置き、人間関係が良く生産性の高いすでに成功循環モデルのグッドサイクルが回っているところに入り込めば、（あなたがそのサイクルを止めるぐらいの大きな負のパフォーマンスを発揮しない限り）〝普通の人〟でも〝関係の質〟→〝思考の質〟→〝行動の質〟→〝結果の質〟と、留学先でグッドサイクルに乗り、成果を出すことができるはずです。

第3章

留学というプロジェクト

すべてのビジネスの将来はプロジェクト指向であるかどうかにかかっている。プロジェクトがプロフェッショナルの生き方として正しい。

トム・ピーターズ（ビジネス・コンサルタント）

Apple社の元CEOスティーブ・ジョブスは「人生でもっとも偉大な発明は死である。なぜなら、どんなに偉大な先輩や上司もいずれはこの世からいなくなり、若いあなたに活躍するチャンスが回ってくるのだから」と語りました。死は、残酷なほど強制的に、不可逆的な世代交代を起こすクリエイティブな発明と考えることができます。わたしはもうすこし庶民的な視点で、〝プロジェクト〟が人類に希望を与えてくれた最高の発明のひとつではないかと考えます。ここでは、留学という〝プロジェクト〟の意味と効用についてお話しします。

あなたはプロジェクトを生きていますか？

ビジネス書の古典のひとつ『エクセレント・カンパニー』の著者トム・ピーターズは、マッキンゼー出身のアメリカ人で、一世を風靡したカリスマ・コンサルタントです。トム・ピーターズは15年以上前に、次のような予測をしました。すなわち、あなたの仕事時間の半分以上がプロジェクトのために費やされていないのなら、あなたはまもなく淘汰される運命にある、と。これはどういう意味でしょうか。

人生において人が行うことは、単純化すれば〝プロジェクト〟か〝ルーティン〟のいずれかに分類できます。プロジェクトとは、ある目標を一定の期間内に達成することを目的とした活動です。通常は目的に沿って手段を選び、一定期間の後に成果に対する評価を受け、完了または更新、そうでなければ廃止が決定されます。プロジェクトという活動においては、中間評価→手段の最適化→次の中間評価→さらなる手段の最適化という試行錯誤のサイクルを繰り返し、生産性は上昇していきます。また目的に変更が生じたり、これまで別の目的ができれば、あらたなプロジェクトが生まれます。複数のプロジェクトが同時に進行することもあるかもしれません。あるものは目的が達成されて途中で終了となります。別のものは目的達成が不可能と判明したり、時間経過とともに、もはやその目的を達成する意味や必要性がなくなり、中止されることもあります。

これとは対照的に、ルーティンとは、期限内に達成すべき明確な目的のない活動をさします。プロジェクトのように、中間評価→手段の最適化という目的達成のためのフィードバック・ループもありませんので、ルーティンという言葉の印象通り、いつまでたっても代わり映えしません。代わり映えしないまま、長い間永遠に続くかのように思えるルーティンもあるでしょう。プロジェクトをサポートするためのハウスキーピング（house-keeping：生命維持に必要な最低限度必要な呼吸や食事摂取など）的機能をはたしているルーティンもありますが、明確な機能や存在意義のわからないルーティンも人生には数多くあります。

人生とは、プロジェクトがつながりながら、その周辺にルーティンがちりばめられた構造をとっているとわたしは考えます。プロジェクトは期限が決まっていますから、まさに刹那です。人生を生きるとは、次々に刹那を生きることです。人生とはデジタルであり、そのひとつのユニットがプロジェクトだとみることもできます。プロジェクトはその定義からもわかるように、なにかを成し遂げるための目的をもった活動です。人生で小さくてもいいからなにかを成し遂げたい、成し遂げて誰かに承認されたいと思えば、ルーティンではなくプロジェクトを生きなければなりません。

プロジェクトは人類最高の発明である

プロジェクトという概念は、もちろん人間が作ったものです。人間以外の動物でプロジェクトを生きるものはいません。人間以外の動物は、みなルーティンを生きています。人間はいままでさまざまなものを発明してきました。スティーブ・ジョブズは、〝Stay hungry, Stay foolish〟で有名なスタンフォード大卒業式でのスピーチで、医師より膵臓がんと診断され数ヶ月の余命宣告を受けた体験を振り返りながら、人類にとってもっとも重要な発明は〝死〟であると言いました（Death is very likely the single best invention of Life)。わたしはもうすこし庶民的な視点で、プロジェクトが人類最高の発明のひとつではないかと思っています。すこし誇張した言い方になりますが、プロジェクトのおかげで人類は絶望せずにすんだのです。プロジェクトが人類に希望を与えてくれたのです。

プロジェクトが人類最高の発明である最大の理由は、目的があることや、手段を選ぶことではありません。プロジェクトという概念が素晴らしいのは、期限があることです。プロジェクトでは目的達成に向けて進んでいきますが、その期間は永遠ではなく有限です。締切りがあるのです。たとえ目的が達成されていなくとも、ある期限、つまり締切りがくれば、プロジェクトはいったん終了します。場合によっては期間を延長したり、同じ名前の〝プロジェクトその2〟に引き継がれることもあるかもしれません。しかし厳密な意味では、期限がくれば、その時点で達成されているものが満足いくかいかないかにかかわらず、それがプロジェクトの成果であると受け入れなければならないのです。無期限に延長することはできません。もし無期限に延長すれば、それはもはやプロジェクトではありません。それはルーティンです。ルーティンとは人がなにかを成し遂げるための活動ではありません。せいぜい動物として生きるための〝ハウスキーピング〟機能にすぎません。

どうして期限があることが素晴らしいのでしょうか。それは完璧というものが、空想の世界を除いては存在しないからです。人間が完璧であることはありえません。目的を厳密な意味で完璧に達成することはできないのです。もし期限というものがなければ、人はつねに達成度100％をめざさねばならないことになります。80％では許されません。99％でも許されないのです。達成度100％と99％の間には、非常に深い谷があります。たとえばご存じかもしれませんが、インターネット接続の完全性は100％ではありません。嵐も地震もない平和な午後に、突然つながらなくなることがあります。インターネットが普及したのは、100%をめざさなかったからです。インターネットの接続完全性は、0から99・9%にまで高めるコストと同じだけのコストが、99・9%からあと0・1%あげて100%にするには必要であるといわれています。ほぼ完璧と完璧の間には達成するのにかかるコストに非常に大きな差があります。完璧とは、それほどコストが高くつくものなのです。

仕事でも100%をめざす姿勢や心意気は大切かもしれませんが、プロジェクトの期限がくれば、たとえ完璧でなくとも妥協して完成としなければなりません。しかし、期限を決めずに完璧に達成することだけを要求されればどうなるでしょうか。原理的に世の中には完璧というものは存在しないので、いつまでたっても仕事は完了しません。永遠に終わらない仕事はプロジェクトからルーティンに変わっていき、ルーティンと化せばなにも達成できなくなります。さらに悪いことに、もしルーティン化することに妥協できなければ、自分の不完全性と能力のなさを嘆き、絶望してしまいます。スティーブ・ジョブズが、死が最高の発明だといったもうひとつの理由は、死を意識することで期限がみえないルーティンともとらえられる人生という日常が、有期限なプロジェクトに読み替え可能となることだと思います。ルーティンがプロジェクトに読み替えられることで、目的を決めなくてはならなくなります。人生というプロジェクトの継続や更新が不可能であると悟れば、プロジェクトの成果を次の世代に引き継ぐということに意味をみいだすでしょう。

ふたたび卑近な話になりますが、私は論文や原稿を書いているときに、締切りがあることでいつも救われています。どんな原稿も始める前は、非常に素晴らしいものが書けるような気がします。いわゆる〝根拠なき自信〟と〝脳内執筆〟です。しかし現実に机に向かってみても、筆は進まず、よいアイデアも出ず、途方に暮れてしまうこともしばしばです。完璧をめざせば、執筆という行為は終わることなく永遠に続いてしまいます。締切りがあるおかげで、自分の不完全さを受け入れると同時に、わたしの仕事が完璧でないのは締切りがあったからだと、自分を責めすぎない理由をみつけられるのです。もしかしたら締切りがなければ、その仕事には永遠に手を付けないかもしれません。締切りがない短い原稿の執筆を何ヶ月も手を付けさえせずに放置し、依頼者の堪忍袋の尾が切れて、激怒して電話で「すぐに提出してください」と陳情された結果、手を付け始め数時間で原稿が完成するようなことも、まれではありません。締切りがないと仕事が始められない困った人は、わたしだけではないでしょう。前章で述べたように『トム・ソーヤの冒険』の著者で20世紀を代表する偉大な作家のひとり、マーク・トウェインの作品の大部分は、締切り直前に執筆が始められたそうです。締切りがなければ、そもそも書き始めることもしなかったかもしれないのです。締切りこそが、人になにかを成し遂げさせるドライビング・フォースなのです。終わりがあるからこそ、始まりがあるのであり、その逆ではないのです。

有限と無限のパラドクス

人が不完全性を受け入れるために期限が必要だということをここまでみてきました。この点についてもうすこし補足します。数学や物理など純粋科学の問題の多くは、原理的に解決可能です。しかし、人のかかわる社会問題の多くは、人が不完全であるがゆえに解決不可能です。人と人が揉めたときや紛争が起こったときには、完全な解決は不可能です。人の問題で〝解決〟とよんでいるものは、数学や物理の問題での解決のような完全な解ではありません。それは〝解決〟という名の妥協なのです。この妥協点に達するために、プロジェクトにおける時間が決定的なリソースなのです。この決定的なリソースが無限ではなく有限であることが、プロジェクトを意味ある妥協点へと落とし込むことを可能にします。リソースが有限であるから、人のかかわる問題を解決できるのです。

フランスの哲学者デリダによれば、議論が止まるのは、ペンのインクのなくなったときです。インクというリソースが有限であったからこそ、議論に終止符が打たれるのです。もしリソースが無限にあれば、議論は永遠に続き、妥協点がみいだされることはありません。理性的に話し合えばお互いに理解し合えるほど、人間の知性は完璧には造られていないのです。そもそも、人間のかかえる問題に、完全な解決などありません。人間の可能性は無限大であるとうそぶいていられるのは、リソースが有限であるため、可能性の限界まで試すことができないからです。名優ショーン・コネリーとシャーロット・ランプリングが主演した一九七四年公開のＳＦ映画の傑作「未来惑星ザルドス」をテレビの水曜ロードショウでみたときに、当時小学生であった私は大きなショックを受けました。そこで描かれていた不老不死が達成されたユートピア都市ボルテックスでは、人間の知性は時間という制約から解き放たれ、永遠の時間のなかで科学を発展させて、世界の真理をすべて解き明かすと期待されました。しかし、たとえ時間という制約がなくなっても、人の知性は無限の創造性を発揮できるほど強く優秀ではありませんでした。そして知的なユートピアは欺瞞であることに人々は気づき、深く絶望します。人生は有限の寿命で規定されたプロジェクトであるからこそ創造的であることに気づくのです。人の寿命は実際には限りあるために、無限の可能性を夢みて、幸福感を感じることができるのです。

プロジェクトとしての留学

留学をきっかけに外国に永住する人はいますが、外国に永住することと留学はまったく違います。留学とは、一定の期間外国で勉強などをして暮らすことをさします。有期限であることが留学を留学たらしめている重要なファクターです。期限を厳密には決めずに留学する人もいるでしょう。そういう人でも、大まかな期限は心のなかにもっているはずです。留学はプロジェクトの3要素である〝目的が定められていること〟〝期限があること〟〝成果が評価を受けること〟をすべて満たしています。留学はまさに、プロジェクトです。

留学がプロジェクトであることをそれほど驚く必要はありません。繰り返しになりますが、人生における人の活動は、プロジェクトかルーティンのどちらかに分類されます。何事かを成すという志にドライブされる活動は、ほぼすべてがプロジェクトです。プロジェクトとしての留学の期限が延長されることが繰り返され、外国に半永住というルーティンに移行していく場合もあります。また研究留学の場合は、留学という人生のプロジェクトのなかで、仕事や勉強という活動としての具体的なプロジェクト活動に取り組むので、プロジェクトはしばしば多重構造をとります。この場合は留学という大きなプロジェクトが、研究プロジェクトを包括している形になります。

言葉の通じない、生活の習慣も違う、友人や親戚もいない外国で暮らすというのは多くの人にとってたいへんなストレスになるはずです。日本で暮らしていれば滅多に経験することのない苦労をたくさんするでしょう。なにせ日本で生活していれば言葉が通じないという経験はしません。コミュニケーションができず、誰ともつながれない苦労のあまり、心が折れそうになることもあるでしょう。しかし、留学での苦労を我慢して受け入れられるのは、留学がプロジェクトであるからです。その苦労も留学というプロジェクトの目標を達成するプロセスで生じてくる必要な犠牲と考えれば、苦しみのなかにも意味を見出し、納得して許容することができるのです。さらに、プロジェクトは有期限ですから、苦労にも終わりがあることが最初からわかっています。終わりがあることがわかっていれば、多少キツくとも多くのことは我慢できます。

留学には苦労だけでなく、喜びもつきものです。どうして留学では、日本で感じることができないような喜びと興奮を感じることができるのでしょうか。日本から離れる解放感もひとつの要因でしょう。しかし異国の地に立った解放感は、同時に地に足のつかない不安感と表裏一体です。留学での喜びが大きいもうひとつの理由は、留学がプロジェクトである以上有期限であり、本質的に刹那であるからです。刹那であると意識しているからこそ、一瞬一瞬を大切にして喜びを感じることを素直に、そしてできるだけ増強して感じようとする気持ちがはたらくのです。留学での苦しみと喜びは、表裏一体です。刹那であるからこそ喜びは強いのですが、刹那であるがゆえに喜びはいつかは終わることを最初から予感せねばなりません。楽しい時間は終わらなくてはならない、寂しいけれど、そうでないと苦しい時間も終わらないという意識が、留学というプロジェクトの最中にはいつもあるのです。

留学とはプロジェクトであり、有期限であるからこそ、その期間中に最大の効果を達成しようと集中することができるのです。留学はだらだらした日常から離れ、刹那的しかしきっぱりとメリハリのついた生き方を促す作用があります。期限がくれば留学は終わります。多くの人は帰国し、日本での新しい生活という、あらたな人生のステージとしてのポスト留学プロジェクトに取り組みます。また何人かは、期限を決めて留学というプロジェクトを延長します。また少数の人は永住も視野に入れて期限を決めずに外国で暮らすことを決意し、外国で本格的に働くという別のポスト留学プロジェクトを開始します。ここで〝ポスト留学〟という表現を用いましたが、人生を年表にしてみれば、それはいくつものプロジェクトという刹那的フレームが一連につながった構造をしていると考えられます。日本が四方を海に囲まれ、地政学的に孤立しているということも影響して、日本人は国境を越えて移動する頻度の低い人種であるので、そのフレームのつながりのなかでも、外国で暮らすことは特別な意味をもちます。時間的にも空間的にも、人生のフレームのなかで重要なポジションに位置するのが留学というプロジェクトなのです。

留学というプロジェクトの目的は？

留学がプロジェクトであることは良しとして、それでは留学の目的と手段は何でしょうか。そもそも留学とは、なにかを成し遂げる手段でしょうか。それとも留学自身が目的なのでしょうか。ほとんどの場合、留学には公式の目的があります。研究留学の場合には、海外の研究室で研究をする、海外の大学で勉強することであったり、学位を取得することが目的になるでしょう。臨床留学の場合は、海外で医療を行うトレーニングを受け資格をとるとか、海外でのファカルティー（日本における常勤職）ポジションをめざす人もいるかもしれません。海外で研究業績をあげ経験を積み、帰国後のキャリアやプロモーションに有利な経歴を築きたいと考える人も多いでしょう。このように、公式に具体的な目的が存在するので、留学は手段であるはずです。

しかし面白いことに、日本で留学経験を語るときには「○○大学に留学していました」とだけ述べ、目的についてかならずしも話はしません。研究留学や臨床留学の場合には、公式の目的が明らかであるからかもしれません。若者の内向き思考や、留学離れを批判的に論ずる言説も、留学する公式の目的や必要性が今と昔はどう違うのかという部分に関して議論しないどころか、ほとんど無視して、とにかく留学の数だけを問題にしています。留学の公式の目的はどうでもよくて留学という〝現象〟だけが一人歩きしている感があります。日本人にとって留学は、単なる手段にとどまりません。留学が手段であると同時に目的でもあることが、しばしば起こるのです。つまり人は留学するために留学するという面もあるのです。

留学の目的化は〝あり〟か〝なし〟か

手段は目的としばしば混同されます。これが混乱を生み、事態を複雑にし、そして不幸を生みます。手段が目的化すると、本来の目的は忘れられ、なにも生み出さないままその活動は空虚に続いていきます。たとえば、人が集まり組織や団体をつくるのは、個人では達成の難しいある目的を達成するためです。目的が達成されれば、組織は解散すればよいのです。ずっと存続すること、つまり組織のサステイナビリティーは本来目的ではないはずです。しかし組織がいったん形成されると、しばしば組織の存続自身が自己目的化してしまい、目的を達成するために活動するのではなく、活動するために目的をでっち上げるという空虚な非生産的営みを続けることになります。目的のために活動するのではなく、活動のために目的を後付けで考えだすことになるのです。このように、手段の目的化は一般的に非生産的で空虚ですが、例外もあります。たとえば、手段が最初の目的を達成する以外にも、別の潜在的な有用性をもっている場合は例外的に目的と手段が混同されても有意義で生産的な活動であり続けます。

留学がおそらくこの例外にあてはまるとわたしは考えます。海外で研究や臨床を行うために一定の期間海外で暮らすのではなく、海外で暮らすという機会を作るために、海外での研究先や臨床研修先を探すというのが、留学における手段と目的の逆転です。まず留学ありきというマインドセットです。本来なら手段と目的の取り違えは非生産的で空虚な結果になるはずですが、留学、つまりある一定の期間海外で暮らすということ自体に潜在的な有用性があるのであれば、なお留学は有意義であることになります。一定の期間海外で暮らすこと自体が、有意義な体験であることは間違いありません。言葉も通じない、親戚や知り合いもいない異国の地で自分だけを頼りに、生活をセットアップし仕事をすることは、生存を脅かすストレスを感じながらも、日本国内にいれば経験することのできない生きているという実感を経験できます。

このような〝生（せい）のリアリティー〟を感じるために留学するのなら、目的と手段をあえて取り違えてもいいのかもしれません。ですから、私は留学の目的をはっきりさせなければならないとはあまりいいません。目的がはっきりしているに超したことはありませんが、目的のはっきりしない留学をきつく止めたりはしません。漠然とした海外体験をしてみたいというだけでも、留学すると決心したのなら、ぜひ留学してみるべきだと考えています。

失敗することを止めてはいけない

留学経験者の大人たちからみれば、若者の留学には目的のはっきりしていないものも多くあります。自分を見つめ直したいとか、新しい環境に身を置いて自分を鍛えたいとか、自分探し的な留学もめずらしくはありません。そのような留学は大人からみれば、たいした成果も上げられずに、お金と時間を無駄にして失敗に終わる可能性も高いものと思われるかもしれません。そのような留学は、人生の先輩として止めるべきであると考える人も多いでしょう。しかし、たとえほとんど失敗することがわかっているような場合でも、わたしはなるべく止めないようにしようと考えています。なぜなら、人には〝失敗する権利〟

があるからです。
失敗する権利とは、自分で選んだ選択の結果を、たとえ失敗であっても引き受ける経験をする権利です。失敗する経験などできればないほうがよいと普通は考えますが、失敗は最高の学びの機会です。失敗から人は本当に多くの教訓を学ぶことができます。失敗して試行錯誤を経験していくなかで、問題を解決する能力を身に付けることができます。失敗の教訓から、教科書やマニュアルには書いていない、授業という座学では身につかない、経験としての知恵を身体に刻みつけることができるのです。さらに失敗することへの恐怖に対する免疫は、実際に失敗を経験しなければつきません。失敗を恐れる必要はありませんが、失敗を恐れるあまり挑戦できなくなることが問題なのです。失敗に対する免疫や耐性をこじらせずにつけるには、若いうちに失敗を経験することを通してつけるのが一番です。

失敗とはある試みがうまくいかないことがわかることと捉えれば、失敗と挑戦と成功はほぼ等価です。挑戦をすればその結果として成功することもあれば、失敗することもあります。成功と失敗を隔てるものは多くの場合、単なる運や偶然です。成功からはその挑戦の方法が正しかったことを学び、失敗からはその挑戦の方法がうまくいかなかったことを学ぶのです。ただそれだけです。人生には2つしかありません。挑戦と成功と失敗のすべてがある人生と、失敗も挑戦もそして成功もない、なにもない人生です。なにもない人生の虚無に人は耐えることができるのでしょうか。人生が虚無であるぐらいなら、失敗でもいいので経験したいとわたしなら考えます。

暇をもてあますぐらいなら電気ショックを

人は仕事が忙しいと、ついついゆっくり休んでのんびりしたいと口にするかもしれません。なにもしないのんびりする時間が最高の贅沢だと、旅行会社やリゾートホテルのＣＭは煽るかもしれませんが、本当でしょうか。私はアメリカ留学中に、アメリカ人は当然ながら英語が流暢でよく話しますが、彼らが沈黙に非常に弱いことに気づきました。彼らは社交的でいつも会話を弾ませてくれますが、場がシーンとすることに耐えられず、ついつい世間話やスモールトークを始めてしまうのです。しかしこれは米国人に限ったことではありません。日本人も暇を持て余すことがとても苦手です。電車のなかで移動時間をただ単になにもせずにのんびり過ごすということに耐え切れず、スマホをいじり、時間を潰します。時間を潰すことを英語で killing time つまり時間を殺すといいますが、時間を殺さなければ、暇な時間に自分が殺されると感じるのかもしれません。人は暇な時間に殺されるという潜在的な恐怖感を抱いて生きてきましたが、その暇な時間を埋め、恐怖感を忘れさせてくれる世紀の発明が、スマートフォンなのかもしれません。そうでなければ、電車や駅でとても多くの人が必要以上にスマホを触っていることを説明できないと感じるのはわたしだけでしょうか。

米国ヴァージニア大学の心理学者ウィルソン博士らが二〇一四年にScienceに報告した〝ただ何もせずに考えることの痛み（Just think : The challenges of the disengaged mind)〟というタイトルの研究論文によれば、人は10分間考えること以外なにもせずにいることを苦痛であると感じ、なんでもいいので何か作業をしたり、刺激が欲しいと感じます。多くの被験者は10分間なにもせずにただ考えるぐらいなら、むしろ電気ショックの苦痛を与えられている方がマシだと考えるという驚愕の研究結果を報告しました。また、哲学者パスカルはこういいます。「人生の不幸はすべてたったひとつのこと、すなわち部屋の中にじっと止まっていられないことに由来するのだ」。のんびりなにもしないことは贅沢どころか、苦痛であるようです。

失敗する権利は最高の贅沢だ

哲学者ジョン・スチュアート・ミルの『自由論』に由来する、人間の自由に関する権利のなかに、愚かなことをする権利〝愚行権〟があります。他人に迷惑をかけない限り、つまり他人の権利を侵さない限り、社会的には愚かにみえる行為も、個人の自由の範疇として容認されるという考え方です。ここでわたしがいう失敗する権利は、この愚行権と重なるところがありますが、失敗する経験の教育的効果をむしろ私は強調したいのです。失敗から体験的に学び、失敗の恐怖に対する免疫をつけ、挑戦するマインドセットを培うことのできる失敗という重要で貴重な体験をする権利は、基本的人権に準じるほど大切で、けっして若い人から奪ってはいけない権利だと思っています。親心から心配して、失敗する可能性のある留学というプロジェクトを開始することを断念させてしまうのは、彼らから失敗する権利という準基本的人権を取りあげることになるということを、大人は覚えておくべきです。そして留学は若者が失敗する権利を行使できる最高の機会だとわたしは考えます。

第4章

生存戦略としての留学

きっと何者にもなれないお前たちに告げる。生存戦略、しましょうか

プリンセス・オブ・ザ・クリスタル（「輪るピングドラム」より）

ドーハのショッピングモールで出会った旅人が私にいいました。「世界には、賢明な生き方と素晴らしい生き方がある。賢明な生き方は選択肢をできるだけ増やし、素晴らしい生き方はやりたいことをやるのが目的だ。いずれの生き方を選ぶにせよ、人はまず生き抜かなければならない。そのための生存戦略が必要である」。本章では、不安にとらわれず、勇気ある生き方をするための生存戦略についてお話しします。

世界のエリートはなにになりたいのか

日本の高校生に、将来なにになりたいですかと尋ねると、公務員、学校の先生、医師、薬剤師、弁護士など明確な職種があがってきます。できるだけ将来の目標を早く決めて、その目標に向かって突き進んでいくのが良いと考えるキャリア教育の方針から、日本では自分の夢を、将来なりたい職業として言語化する訓練を幼いときから受けます。その影響もあり、社会に出ればできるだけ早く自分の将来の目標である職業に就いて〝落ち着きたい〟と願い、自分の可能性や選択肢をなるべく早く確定させたいと考える人が多いと思われます。

それでは、世界のエリートはどのような将来の目標をもって日々努力をしているのでしょうか。たとえば、ハーバード大学の学生たちは非常に優秀なことに加えて、将来の目標を達成するために努力を惜しみません。ハーバード大学に入学すれば、卒業に必要な単位をとるために、在学中は毎日大量の文献を読み、毎週詳細なレポートを書いて提出することのできる知的にも体力的にもかなりきついコースワークをやり抜かねばなりません。そのためには非常に強い動機付けが必要なはずです。いったいハーバードの学生を突き動かしているものは何なのでしょうか。ハーバード大学の学生はどのような明確な将来の目標をもっているのでしょうか。『成功する子　失敗する子――何が「その後の人生」をきめるか』の著者であるポール・タフによると、ハーバード大学の学生の多くが、成功したいと思っていることは事実です。しかし、彼ら彼女らを突き動かしているものは、なにかを成し遂げたいという成功や達成への情熱というよりは、成功しないことへの恐れというネガティブな感情だというのです。彼ら彼女らにとってのハーバード大学とは、なにか特定の夢を叶えるための学びやキャリア形成の場所というよりは、将来あらゆる職業につく選択肢を獲得する可能性拡大のための装置なのです。ハーバード大学のエリートにとっての行動指針とは、可能な限り選択肢の幅を広くできるようなキャリアを形成する、つまり何者かになるのではなく、何者にもなれる可能性をできるだけ担保することだというのです。自分の可能性を実現し確定させるための努力ではなく、むしろ自分の可能性を確定させることをできるだけ先延ばしにする努力をするのです。

　ハーバード大卒業生のようなエリートにとっては、あるポジションとは常に、次のよりよいポジションのためのステップです。〝よりよい〟とは、より広い選択肢を可能にするポジションのことです。より多くの選択肢をもち、より多くのことを行うことが可能になる万能性にこそ価値があるということです。常に万能性獲得にむけての努力が、ハーバードのエリートを突き動かしています。そして彼ら彼女らにとっての人生の敗北とは、この飽くことなき選択肢の拡大という万能性獲得競争から脱落することです。エリートは会社や政府機関など組織のトップをめざしたがりますが、トップになることよりも、トップになることができる可能性を維持することが目標なのです。したがってどこかの組織のトップになると、そのポジションで仕事をすることよりも、さらにその上のポジションをめざすことが行動の動機付けとなります。

このような万能性志向は、ハーバードのエリートが〝お金を儲けたい〟と思うこととも関連します。お金が価値をもつのは、お金で買えるものなら何でも買うことができるからです。お金を儲けるとは、選択肢を増やすことです。お金を儲ければすべてのものを手に入れることができるわけではありませんが、お金で買えるようなものならば何でも手に入るようになるのです。グローバル化経済の拡大と関連して、地球上ではお金で手に入れることができるもののリストはますます拡大しています。

幹細胞としての生存戦略

何者にでもなれるエリートにとっては、何者かになってしまうことが、他の選択肢を捨ててしまうリスクをとることにつながります。エリートにとって何者にでもなれるという選択肢を担保することは、幹細胞のような全能性（totipotency）を維持できるがゆえに、絶対的価値をもつのです。逆説的に聞こえるかもしれませんが、何者にでもなれる人生のtotipotencyという絶対的価値観を維持するためには、分化して何者かになってはいけないのです。iPSと違って彼らの価値観では、人生の分化は不可逆です。再プログラミングして全能性を逆戻りして獲得することは、キャリアではできません。何者かになれば、もう後戻りはできないのです。できるだけ長く人生のtotipotencyという状態を維持するために、何者かになるという選択（＝分化）をできるだけ先延ばしにするのが、エリートの生存戦略です。そしてその先延ばしにする過程で、全能性が増加していくような選択肢を選ぶことが、エリートにとっての価値観を最大化する選択です。いつまでも幹細胞として君臨していたいと思うのがエリートの悲願です。けっしてヒエラルキーの下位に位置する分化した細胞にはなりたくない。これをエリートは直感的に知っているのです。

何者かになることをリスクとして嫌うエリートの直感は、ある意味正しいかもしれません。生物に共通するプリミティブな生存戦略とは、多様性の維持です。環境の変化によりある生物が絶滅してしまう運命を避けるためには、多様性を増やし、すべての種が一度にすべて絶滅してしまうリスクをできるだけ避けるのが生存戦略の基本となります。企業が多角化をめざすのも生存戦略です。個人においても、多様性や柔軟性の担保はリスクをヘッジする生存戦略となります。何者かになる、つまりひとつの選択肢にリソースがすべて集中してしまい、経済環境の変化やテクノロジーの進歩によりその選択肢が機能しなくなると、生き残ることができなくなる可能性があります。たとえば、ある特定の職業を選択することは、社会の環境変化により数年後にはその職業は必要なくなってしまうかもしれないというリスクにさらされるということです。何者かになるということには〝安定感〟や〝達成感〟という精神的なゲインがある反面、選択肢を狭めるという観点からは生存戦略としては不利になるリスクを含んでいるのです。このように考えると、何者かになるということは精神的満足感の獲得と生存戦略上の優位性の放棄というトレードオフにあります。なにかを選ぶということは、その他多くを捨てるということにほかなりません。

城山三郎の『素直な戦士たち』に描かれるのは、やりたいことはとくにないけれども試験問題を効率よく解答することに長けた優等生が、母親から東大に入ることは選択肢を増やすことであるという価値観を植え付けられ、〝やりたいことがとくにない〟という、ともすれば自我の危機にも発展しかねない精神の未熟性が、翻って〝何にでも対応できる高い適応力〟へと巧妙にポジティブな方向に塗り替えられていく様子でした。精神の未熟性は成熟へと導かれるのではなく、むしろ未熟なままでいることがより価値あることであるかのような、価値観の根底からの反転が成し遂げられるのです。

何者にでもなれる多様な選択肢を担保できるエリートとは対照的に、その他大勢の普通の人にとっては、何者かになるということが人生で達成すべき最大の目標です。普通の人は何者にもなれないかもしれないという不安から、すこしでも早く自分を確固と安定した何者かにしたいと躍起になります。多くの人にとっては、何者にもなれないかもしれないということが人生最大のリスクであり、そのリスクを回避するためには妥協してでもできるだけ早く何者かになり不安を解消するということに興味が集中しているように思えます。何者にもなれないリスクを抱えた人にとっては、とりあえず何者かになるということは切実な問題です。

もし何者にもなれずにいることが平気ならば、自己紹介するときに、学校名や会社名や所属クラブなどいっさい属性に言及することなしに、自分自身を説明できるはずです。何者にもなれないリスクや不安を抱えた人にとって、ここで問題になっている何者かとは、具体的には何なのでしょうか。かつては、何者かとは将来なりたい職業としての○○師や××士であったのかもしれません。また〝立派な一人前の社会人〟も何者かの一例でした。いまでもこの価値観は生きていますが、現代のように職業が多様化し、経済が流動化すると、一生ひとつの職種で生きて行くのは難しくなりました。何者かのモデルがみえにくい状態では、逆にますます、何者かであることの需要が高くなってしまいます。さしずめいまの日本では、何者かであることの最大公約数は、正社員になることかもしれません。

何者かになることとは、社会から承認されることと密接な関係があります。何者かになるためには、他者の承認が必要です。確固とした承認が得られにくい社会は、自分が何者かであるというアイデンティティーを実感しにくい社会です。昔の日本では、家族やコミュニティーでの人間関係を通して承認を調達することができました。むしろ、家族やコミュニティーでの人間関係が濃密すぎて、そこに自分のアイデンティティー、つまり何者であるかを過剰に見出してしまうために、ひとつのアイデンティティーに固定することに息苦しさを感じる人が多かったと思います。そういった人たちはかならずしも何者にでもなれる人ではありませんでしたが、それでも何者かになること（現実には複数あるかないかはわからない）、選択肢をひとつに固定してしまうことに抵抗したのでした。何者かになることに対するこのような拒絶の姿勢は、何者にでもなれるエリートの苦悩とは本質的に異なります。世界を放浪したり、あえてフリーターになるような若者は、原理的には何にでもなれる可能性をもっているかもしれませんが、現実には選択肢は非常に限られています。すなわち、現実に自分の選択肢の少なさに直面することを避けるために、あえて何者かになるという選択をすることを拒んだのではないでしょうか。つまり「俺はまだ本気を出していないだけ」という偽りの万能感を保持するためかもしれません。

〝何者かになる〟や〝何者かになることを拒絶することによる何者にでもなれる万能性・幹細胞性の担保〟といった話は、結局は自我の問題ですので、自分自身が気にしているだけで、まわりからみればどうでもいいことです。しかし、本人にとってはこの世で最大で最高にシリアスな問題であり、自我の問題に絡め取られると、ぐるぐる思考に陥ってなかなか抜け出せなくなります。自我の問題に絡め取られている間は、興味や関心が自分自身へと向かい、ひたすら内向きになります。そこでこの自我の問題の罠から抜け出すには、自分の内側と外側との関係性の修復、別の言い方をすれば外部からの〝承認〟が鍵となります。ところが、自我の問題の困ったところは、いったん関心が内向きになると、解決をめざす矛先が本来向くべき自分の外向きとは逆の、どんどん内向きになっていき、解決からはかえって遠のいてしまうことです。

何者かの参照点としてのロールモデル

何者かになるとは、別の言い方をすれば〝役割を与えられる〟ことです。何者かになる過程を、役割を与えられると受動的に考える人もいれば、もっと能動的に、役割を掴み取ると考える人もいるでしょう。人生を舞台と考えれば、そこで進行する芝居に参加するためには、なんらかの役割を与えられる必要があります。主役になりたい人もいれば、ストレスの多い主役は避けたいが脇役でもいいから表舞台に立ちたい人もいます。むしろ裏方で他人を助ける役につきたい人や、監督として人を動かしたい人などさまざまですが、劇団員である以上、なんらかの役割を与えられなければ、自分の存在意義が見出せず、中途半端な不安定な気持ちになるでしょう。劇団という世界が与えてくれる承認の証としての役割が、人の気持ちを安定化させます。劇団という集団から離れ、観客として傍観者に徹したいと考える人には、観客という役割を自分に与えることで安定化を図るかもしれません。

自分の〝役割〟がすでにわかっていると感じることができる少数の幸運な人は、他人からどんな〝役割〟を与えられたかはあまり気にならないかもしれません。このような人は〝役割〟は与えられるのではなく、掴み取るものであると考えるでしょう。なぜなら、〝役割〟を掴み取るためには、あらかじめ自分の〝役割〟が何なのかをわかっていなければなりません。

これとは逆に、自分の〝役割〟がはっきりとはわかっていない大多数の人にとっては、役割とは誰かから与えられるもので、ある役割が与えられて初めて自分の役割が何であったかが判明します。このような人たちは、常に自分の役割に関しては不安をもっています。はたして自分にどんな役割が与えられるのであろうか。いまの自分はすでに役割を与えられているのであろうか。いまの役割は本当の自分の役割なのか。このような人たちにとっては、まわりが気になります。まわりを見て自分の役目の参照点を探すのです。自分の役割をみつけ出すために参照点にする〝カタログ〟を必要とします。自分の役割の参照点のことを、〝ロールモデル〟とよびます。

インターネットが現在のように発達する前には、身の回りの範囲から、ロールモデルをみつけていました。たとえば先輩、両親、学校の先生、職場の上司、そしてときには本で読んだ偉人ぐらいでした。世界の偉人はあくまでも遠くの参照点です。マザーテレサのようになりたい人は、半分ベタ、半分ネタと本人がわかっていました。当時はロールモデルのことを、手本とか師匠とよび、全員が無口な、〝背中で語る〟ロールモデルでした。饒舌に自らのすごさを語る自己顕示欲は表に出さず、ロールモデルの発する無言のメッセージの解釈は〝役割〟を探している側に委ねられました。その典型的な例が、アンチ・ロールモデルとしての〝反面教師〟です。このような〝役割〟は務めたくないと〝役割〟を探している側には、除外すべき選択肢として解釈されます。

世の中にあふれる〝何者か〟たち

いまの時代は、ブログやFacebookなどのSNSの発達により、自己顕示が以前よりはるかに簡単にできるようになりました。自己主張ではなく自己顕示といっているのは、そこで自分がなにを主張しているのか、おそらく自分でもわかっていない人が多いからです。そして、あえてネットでなにも発信しないのも、広い意味での自己主張です。

ネットでは自己顕示欲を満たすために、ブログへのアクセスや〝いいね〟という承認を求めて、とにかく発信します。自己顕示欲は承認欲求に回収されます。2ちゃんねるに代表されるような匿名での発言があふれる一方、実名で「俺はすごいだろ、お前らも俺のようになれよ」サインを醸し出す饒舌な自称・自選ロールモデルもたくさんいるでしょう。饒舌なロールモデルが巷にあふれると、悪貨良貨を駆逐するように、伝統的な背中で語る寡黙な、けっしてウェブで発信することなどないロールモデルの存在は埋もれてしまいます。インターネットがなかった時代にはけっして出会ったり、比べたりすることのなかった〝普通の他人〟がロールモデルのリストにどんどん侵入してきました。ネットに溢れる自選ロールモデルや普通の他人が、SNSやブログ、そして自己啓発書で饒舌に発信する結果、世界はロールモデルに関する情報の供給過剰となりました。世の中は〝カリスマ〟

や〝レジェンド〟で溢れかえっています（ちなみに〝カリスマ〟や〝レジェンド〟はネタとして消費するのが正しい態度です）。ロールモデルに関する過剰な情報は、〝何者かになる〟ことへのより強い切望と焦りをますますドライブしてしまいます。

情報は過剰ですが、本当に有用な情報はわずかです。日本では伝統的にロールモデルは〝背中〟で語りました。非言語情報は時間をかけてゆっくりと受け取り手のなかで言語化され、再解釈されたときにだけ永続性のある効果を発揮できます。背中で語られた無言のメッセージが、再解釈の過程で読み手の血となり肉となるということです。これに反して、饒舌なロールモデルの啓発メッセージは、言葉としてそのまま伝わり、受け手にすぐに大きな影響を与えることができます。その効果はカンフル剤のように迅速で強力な効果を発揮しますが、メッセージの再解釈による深い浸透の過程を経ないため、その効果は長続きはしません。カンフル剤の効果が切れた受け手は、すぐに次の言葉を求めてウェブをさまよったり、自己啓発書のなかに自分の探している言葉をみつけに行きます。しかし、わかりやすい言葉としての啓発メッセージの効果は再び短時間しかもちません。それどころか、耐性が徐々に現れて効果の持続時間はますます短くなり、より強い刺激的な啓発メッセージを求めたり、逆に反動としてより強い癒しの言葉を切望してしまいます。

ウェブで饒舌に発信する〝普通の他人〟からの啓発メッセージは血や肉になることはな

いと知りつつ、その場しのぎと知ったうえで消費するのであれば構いませんが、ロールモデルを切実に探している不安定な心の状態の人たちには、かえって精神を消耗させてしまう結果になるので注意が必要です。

何者であるかより、なにを成すか

〝役割〟を見つけることは、自分という存在を安定化させるために重要です。そこで自己を安定化させるのに十分な強度をもつ満足できる〝役割〟には正当性が必要になります。正当性の調達には他者からの永続性のある承認が必要ですが、そのような正当性のある承認は簡単には得られません。承認が得られにくく、自分の役割をみつけにくいいまの社会では、足元がぐらつき続ける不安感からいかに逃れるかが、切実な問題です。別の言い方をすれば、自我の問題にいかにして絡みとられないか、グルグル思考の負の思考スパイラルからいかにして逃れるかは、若者だけでなく多くの〝大人〟にとっても深刻な人生の課題です。

自己紹介をするときに、多くの日本人は自分の所属と役職を中心に自分という人間の存在について説明します。ひたすら自分の役目から自分を説明するのです。所属と役職をひととおり披露したあとには、自分は誰の後輩であるとか、誰と同期であるとかから自分を説明します。これは自分を人とのつながりから説明しているのです。このことからも、人が〝役割〟とその正当性を担保するつながり（＝広い意味でのゆるい承認）に依存した〝自分は何者であるか問題〟、つまり自我の問題に向き合っていることが感じられます。

自我の問題から逃れることは簡単ではありません。なにせ多くの人にとってもっとも興味のある問題は自分なのですから。電話で話される単語の種類と頻度を解析した米国での研究結果によれば、もっとも高頻度で話される単語は私（＝I）です。多くの人にとっての最大の関心は〝私〟です。〝私〟から意識をそらすのは簡単ではありません。そこで次善の策として〝私は何者であるか〟という自我の問題の本丸から焦点をずらして、〝私はなにを成すのか〟という自分の外側に関心を向けてみます。ここで、〝何者であるか〟という〝役割〟を与えられることを期待する受動的なプロセスから、〝なにを成すのか〟という能動的なプロセスへの移行という重要なフレームシフトが起こります。

人のなかにあらたに〝なにかを成す〟力を育てることが教育です。大学で教育を受けて医師や弁護士の資格を取得したり、有名企業に正社員として就職するなど〝何者か〟としての〝役割〟を獲得するのはあくまで表面的なことで、あくまでも手段です。獲得した〝役割〟を通して〝なにかを成す〟のが人材育成の本来めざすところです。そこでつぎに、わたしが8年間教官として働いたアメリカのハーバード大学大学院での教育についてお話しします。

インデペンデントにことを成すということ

ハーバード大学大学院の人材育成の目標は、〝Independent Thinker を育てる〟ことです。Independent Thinker とは、自分で考え自分で行動する人のことです。具体的には、世の中の重要な問題のうち、他の誰かではなく自分が解くべき問題（Investigational Niche とよばれる）を設定し、その問題解決方法を〝プロジェクト〟として計画し、そのためのリソース（モノ・ヒト・カネ）を調達し、リーダシップをとってそのプロジェクトを遂行できる人物のことです。研究の世界では、そのような人を PI（Principal Investigator）とよびます。

伝統的には、ＰＩとはアシスタント・プロフェッサーからはじまるテニュア（終身雇用権）を保証されたプロフェッサーへと続く、一連の教授職をさします。プロフェッサーはパフォーマンスを研究業績で評価されますが、なにをやったか、そしてどのようにやったかが重要視されます。どのようにやったかは、著者リスト中の名前の位置に反映されます。

もっとも重要視されるのは、名前が著者名リストのいちばん最後に位置し、コレスポンディング・オーサー（責任著者）として標識されていることです。シニア・オーサーシップ（ラストオーサーかつ唯一のコレスポンディング・オーサー）が、Independent Thinkerとしてオリジナルなアイデアに基づきことを成し遂げた証となり、アカデミアの教官にとって就職や昇進に関する評価で重要な意味をもってきます。

最近では共同研究が盛んになったことからも、シニア・オーサーシップを複数の人間でシェアする例も出てきました。ジュニア研究者とシニアプロフェッサーの共同研究の場合には、ファーストオーサーとラストオーサーでコレスポンディング・オーサーシップを分け合う場合や、シニア研究者2人の共同研究の場合には最後尾と後ろから2番目の2人でコレスポンディング・オーサーシップを分け合う〝Win-Win〟の付き合いも見られます。いずれにせよ伝統的なシニア・オーサーシップの位置にある論文著者が、実質的なシニア・オーサーシップを握っていると、アカデミアの業界では考えます。

学歴は〝なにかを成すこと〟ができないリスクのヘッジである

何者かであることより、なにかを成すことを意識する方法は、より生産的でより前向きなマインドセットです。〝なにかを成す〟ことを目標とすれば、〝何者かになること〟は、あくまでも手段にすぎません。手段である限り、複数の選択肢を考慮し試す試行錯誤の経験を積む行動の機会を与えてくれます。自我の問題にとらわれ、頭のなかでぐるぐる思考に陥り、不安だけが増強していく不健康で不安定な精神状態から抜け出すためには、行動することを通して外の世界との関係性を取り戻すことが必要です。外の世界との関係性の回復は、ＳＮＳなどのバーチャルな回路ではなく、文字通り体を使って行動することによる身体性の回復が、自我の問題に絡め取られた精神を解き放つには有効なのです。

なにかを成すことをめざすプロセス自身に意味を見出すことも可能です。「成功するか失敗するか、結果が問題なのではない。挑戦すること自体に意味があるのだ」という意味です。このマインドセットは究極のリスクヘッジとして機能します。リスクヘッジの魔法といってもいいでしょう。挑戦すること自体に意味を見出すことができれば、成功しても失敗しても、経験というゲインを手にすることが可能です。どう転んでも損はしない、必ずなにかためになるものを手にすることができるという安心を感じることができます。ただ〝挑戦すること自体に意味がある〟という楽観的なマインドセットを身につけることは、かならずしも簡単ではありません。一時的であればそういうポジティブな気分になることもあるかもしれませんが（たとえばお酒を飲んだとき）、楽観的なマインドセットを維持することは、さらに困難な仕事です。経験と努力とメンタルトレーニングで身につけるしかありません。いつもハイテンションでポジティブなことで有名な元・テニスプレイヤーの松岡修造は、「自分はけっして日本一のポジティブ男ではないが、日本一ポジティブな気持ちのもち方について勉強した男かもしれない」とインタビューで答えています。松岡修造は、根はけっしてポジティブな性格でないからこそ、経験と努力とメンタルトレーニングで、ポジティブなメンタリティーを身につけたのです。

なにかを成し遂げることができないというリスク、成し遂げることができないかもしれないという不安から逃れるための最良の方法は、成功や失敗にかかわらず、挑戦し経験を積むこと自体にこそ価値を見出すメンタリティーを身につけることです。人生の価値は成功や失敗にかかわらず、深めること、つまり深化にあるのです。しかし、このタイプのマインドセットを獲得する前段階としての何らかの安全装置、つまりリスクをヘッジするシステムが必要になってきます。なぜなら、このようなマインドセットを獲得するには、それなりの経験を積み、トレーニングする必要があるからです。

不安にとらわれず勇気ある生き方をしようと思えば、そのための経験を積む必要があります。経験を積むプロセスとは、思考錯誤の過程であるはずです。高度成長期のように豊かになるといった目的がはっきりとしていた時代ならば、その目的を達成するための手段だけを思考錯誤すればよかったのでした。なにを成すべきかがはっきりとしていたので、個人に課せられた課題はそれをいかに成すべきか、ということだけでした。いかにすべきかの選択肢についても、当時はほとんど情報がなかったので、現実的には一生懸命やる以外には、別のやり方はあまりなかったのです。限られた手段というスペースで試行錯誤をしてみて、どうしてもうまくいかなかったときに初めて目的の試行錯誤をすればいいのです。このような目的と手段の試行錯誤は別名、自分探しともよばれます。社会の価値観の方向性が人々の間でおおむね一致していた時代には目的の振れ幅は小さく、前インターネット時代には情報やコミュニケーションテクノロジーの選択肢が限られていたので、とりうる手段の選択肢も限られていました。たとえ自分探しをしても、そのうち目的と手段の選択肢を試行錯誤しつくしてしまい、ある所に妥協して落ち着かねばなりませんでした。自分探しは普通の風邪のごとく自然に収束治癒したのでした。

しかしいまの時代のように、そもそもなにを成すべきかさえはっきりしないような状態では目的の試行錯誤と手段の試行錯誤を同時に行わなければならず、手段×目的の選択肢の数は膨れ上がり、そのための努力と手間は膨大な量になってしまいます。いまの時代は、試行錯誤のリスクとコストが普通の人には許容できないほど高いのです。しかし試行錯誤をしなければ、社会に承認される何者かになれないリスクは大きくなります。したがって、試行錯誤に膨大な時間を費やすリスクを避けると同時に、社会に承認される何者かになるような包括的なリスクヘッジが必要になってきます。別の言い方をすれば「何者かであるために大変な苦労はしたくないが、いまのままの自分には自信がない」状態でも生きていけるリスクヘッジの生存戦略が必要なのです。そんな〝自信のない僕を受け入れてくれる〟上手い生存戦略など果たしてあるのでしょうか。じつは、日本では学歴がそのようなリスクヘッジ生存戦略になっていたのです。極端に大変な努力をせずとも、大学卒という肩書きを手に入れれば、なんとか生きていけるだけの自信はつくと信じられてきました。新卒一括採用という日本の雇用慣習が、大学卒業したての新卒生に優先的に承認を与えていたため、〝生存戦略〟として大卒の肩書きを手に入れることが有効であってきたわけです。もちろん就活は激化し、希望の企業に就職することは簡単ではありません。大卒の肩書きの〝生存戦略〟としての効力は低下したとはいえ、新卒を優先して採用する慣例が部分的にでも残るうちは、〝大学卒業の肩書き〟プラス〝若さ＝白紙であること〟はリスクヘッジとなりえます。競争力のない人ほどリスクヘッジ戦略をうまく使うことを意識すべきです。

生存戦略としての留学

大学を卒業し、無事正社員として就職を果たせたというだけでは、社会を生きていける程度に不安を軽減する効果はあっても、〝何者かである〟とか〝なにかを成した〟という充実感や自信を獲得するにはいたりません。そこで、留学の出番です。数年という単位で留学すれば、日本ではそれだけで大勢の人は〝なにかを成した〟と考えてくれます。もし留学する人が減少していけば、単に数年留学したというだけで希少価値が生まれ、良い悪いは別として〝なにかを成した〟と言い張ることができるでしょう。自分が何者であるかはまだわからないが、まず留学という〝なにかを成す〟ことにより、結果的に何者かになれる。たとえ何者かにはなれなくとも、何者かという役割には近づくことができる。留学は新しい生存戦略と考えられないでしょうか。

第5章

Let It Goの罠と留学

ありのままの姿みせるのよ　ありのままの自分になるの

「Let It Go」（「アナと雪の女王」より）

——人生の目的は？　より良きをなすこと。
——知的存在の目的は？　それが何かを発見すること。
——感情の目的は？　わからない。

Machine（グーグルの作った人工知能）

日本人の約50％が、インターネット検索の結果をその日の行き先や商品購入の決定などの日々の生活で選択に役立てています。人工知能（AI）の発展とアマゾンやグーグルでの検索歴の蓄積により、検索の精度は日々上がり、探しているものが検索ですぐにみつかるようになってきます。このようにＡＩが作り出すネット上の〝自分らしさ〟が、本当の自分らしさ（＝ありのままの自分）に近づき追いこす時代がやってきました。本章では、ネット時代の〝自分らしさ〟について考えます。

留学を勧める困った人たち：留学ノスタルジーと留学マッチョ

本人には悪気はないのでしょうが、あまり感心しない動機から留学を勧める大人をその心情分析から分類すれば、少なくとも2つのタイプがあります。ひとつは留学ノスタルジー型で、別名、美化・自己肯定型ともいいます。このタイプの大人は留学経験をもち、思い出としてノスタルジーたっぷりに自分の留学経験を美化しながら、留学が自分の自己形成や人生設計にポジティブな影響を与えていると信じ、意識的にまたは無意識のうちに、留学した自分の人生を肯定するために若い人に留学を勧めるタイプです。

もうひとつは留学マッチョタイプ。このタイプは20～30代をバブル期に過ごし、右肩上がりの世の中を気合いと運でうまく乗り切ってきた成功体験を体の芯まで染みこませているので、とにかく元気と気合いですべてが解決すると本気で考えます。留学マッチョタイプの大人が吹聴する元気至上主義は、バブル期にはたまたまうまくいきましたが（そもそもバブル期はなにをやってもうまくいったように思えた）、それがいまでも通用すると本気で信じていることがじつは大きな問題です。そして、それしか戦い方を知らないところがさらに深刻な問題です。〝最近の若者は元気がない〟とか〝とにかく日本を元気にしたい〟としか言えないのも、留学マッチョタイプに多いと考えられます。たとえば、景気が良くなるという経済の好循環が起こってほしいという願望を、〝元気が良くなる〟というふうに比喩的に表現するのは理解できないわけではありません。しかし何でもかんでも、どこもかしこにも元気を求めるというのは、明らかに思考停止です。

〝日本を元気にする〟とは、あくまでもレトリックでありスローガンです。ネタであり、CMのコピーメッセージと同じで、そのまま額面通りに受けとるものではありません。〝いまの日本に元気がない〟と個人的に印象論を語るのは自由ですし、〝あのころのような元気な日本が好きです〟と個人的な嗜好を語るのも自由です。しかし、現実に〝日本を元気にする〟ことを目的とするのであれば、ざっくりとした印象論を超えて、もっと分析的かつ戦略的アプローチをとらねばなりません。日本の元気がないとは、経済学的に、社会学的に、心理学的にどういう状態のことで、なにが問題なのかを分析しなければなりません。そして問題が同定されればどのように解決すればいいのか、もし複数解決法の候補があれば、どの順番で取り組むのが効果的かを戦略的に考えなければなりません。しかし、この分析的かつ戦略的プロセスは複雑かつ困難であり、実行するのは並大抵のことではありません。そこで思考停止に陥り、結局は〝いまの日本は元気がない〟という印象論に後戻りし、とにかく何が何でも〝日本を元気にしなくてはならない〟という精神論はより建設的な見解に昇華されることなく、いつまでも生き続けます。

〝若者は元気がない〟も同様に、印象論と精神論がベースにある漠然とした言説です。〝若者の内向き嗜好〟〝若者の〇〇離れ〟、たとえば〝車離れ〟とか〝海外旅行離れ〟も、〝最近の若者は元気がない〟と同じように思考停止が根底にあるように思われます。〝元気がない〟若者は当然、いつの時代にもある程度はいるでしょう。そもそも〝若者に元気がない〟というざっくりとした印象論が、現実にはどの程度確かなものなのか疑ってみる価値があります。

百歩譲って若者に元気がないようにみえたとしても、それは〝矯正〟すべき問題なのでしょうか。さらにもう百歩譲って、元気のない若者を元気にすることが必要だとして、その対策として単に元気を出せと若者を鼓舞するのは、あまりにも無策で戦略性に欠けています（戦略性に欠けるのが留学マッチョタイプのもうひとつの特徴です。戦略などは卑怯なことと感じており、丸腰で気合いで立ち向かうのが美しいと心の底では信じています）。

もし元気がないならば、その原因をみつけ、取り除くように考えるのが、まともな大人の考え方です。そもそも、若者が元気をなくすような社会にしたのは、大人の責任です。若者に向けられた批判は、ブーメランのように私たちに戻ってくるのです。

元気は無知から

財界で社会的に成功を収めた人のなかには、元気と気合いで仕事を乗り切ることができると信じる留学マッチョタイプのメンタリティーを潜在的にもった人が大勢います。経済が右肩上がりの時代には、すこしばかりの運があれば、気合いを入れて頑張るだけで何とかなりました。インターネットがまだ整備されていなかった時代は、考慮すべき情報の量がいまより1桁2桁少なかったため、選択の余地自体がかなり狭小でした。選択肢が少ないということは負の面もありますが、かえって迷いや不安は少なかったと思います。代案がほとんどみえなかったので、目の前にある唯一の可能性にだけ集中し、気合いで乗り切るしかなかったのかも知れません。自己責任論もいまほど社会に浸透していませんでしたから、実際にそうであるかどうかはともかく、失敗しても誰か（上司や先輩や親や政府が）が、最後は助けてくれるという漠然とした他力本願の安心感があったので、大きな不安感をもつことなく、楽観的に〝元気に〟振る舞うことができたのでしょう。

わたしの留学経験を振り返ると、当初は数年で帰国するつもりで米国留学を始めましたが、渡米して数年後には独立して研究室を主宰するという、当初はまったく予想していなかった機会を与えられ、米国市民と同じレベルのアカウンタビリティーとレスポンスビリティーを要求される仕事を、ハーバード大学医学部で行うことになりました。外部資金で研究費と自分とスタッフの給料を含む人件費すべてを賄わなくてはならないため、不眠不休で働き、腰を悪くしたこともありました。グラントが切れれば即解雇もありうるという強いプレッシャーの下で8年間働き続け、苦しいなかにもそれを補って余りある達成感と充実感を感じることができました。

しかし、事前にこんなに大変だ、こんなに苦しむと知っていたら、挑戦せずにすぐに帰国していたでしょう。当時、自分のまわりには日本人で研究室を主宰する経験をした人をほとんど知らなかったので、具体的なアドバイスを求めて相談しようがありませんでした。インターネット上にも、米国でラボを主宰する日本人の経験談はほとんどありませんでした。事前情報のないまま、私は休職扱いにしていた日本の常勤臨床医・国立大学任期なしの助教職を辞し、成果が出なければ解雇される米国の主任研究者（ＰＩ）へ転職する決断をしてしまいました。振り返ってみれば、果敢にもこのような実力以上のチャレンジを可能にした最大の要因は、勇気というよりも無知だったことが大きいと思います。無知であったからこそ挑戦する勇気と元気があったのです。無知であったので、怖いもの知らずで、リスクをとることができたのです。「ハーバードの助教授になれるって何となく格好いいよね！　日本の国立大の助教（助手）のポジションは辞めてもいいよね…　細かいことはわからないけど、気合いと体力でがんばります！」というような脳天気かつマッチョなノリと勢いであったと思います。ときとして胃が痛くなるほどのストレスもありましたが、最終的に米国に残る転職の決断ができたのは、その後の困難やリスクをよく理解していない無知さが私を楽観的にし、大胆な行動をとることを可能にしたのでした。

おそらくマッチョタイプの人たちが元気であったのは、バブル期という時代背景もありますが、無知がベースにあったのではないでしょうか。無知でなければすべてが気合いで解決すると考えられるはずがありません。しかし、いったんいろいろな情報を知ってしまうと、もう無知には戻れません。無知からくる元気さは、根拠のない自信や幸福感につながります。少なくともわたしの場合は、無知からくる脳天気さが、当時の幸福感と行動力の源泉であったと思います。しかし、いまならこうはいかないかもしれません。ポジティブな情報だけでなく、ネガティブな情報や信憑性の定かでない煽動的情報まで、たくさんの玉石混淆の情報に曝されるインターネット時代には、無知からくる脳天気な楽観主義はもはや許されません。物事をよく知ったうえで、意志の力で楽観主義を機動しなければなりません。

最近の若者は幸福

バブル崩壊後に、日本は失われた10年ともいわれる長い不景気を経験し、いまや雇用の半分は非正規であり、高度成長期と比較すれば成長の鈍った〝元気のない〟社会をわれわれは生きています。大人にとってみれば、このような〝元気のない〟社会を生きている若者は、さぞかし不幸であろうと考えてしまいます。最近の若者は元気がない、かわいそうだと同情するのはマッチョな大人だけではありません。

ところが大人の心配とは裏腹に、古市憲寿著『絶望の国の幸福な若者たち』にも描かれるように、いくつかの調査によると、最近の若者の主観的幸福度は高いのです。この幸福度の高さの理由にはさまざまな憶測がありますが、わたしは今時の若者は昔と同じように無知であるのだと思います。

インターネットで情報は氾濫していますが、ネガティブな情報はあまり伝わっていないのかもしれません。一般に人は自分のみたいものしかみません。新聞や雑誌のような紙メディアのページをめくれば、いろいろな情報が嫌が応にも目に入ってきます。ユーザーの意図とは関係なく文脈が横道にそれることが頻繁に起こり、予期せぬ情報も自然に受動的に入ってきます。しかしインターネットでは、ユーザーはクリックで自覚的に行き先を決め、その閲覧歴をもとにした検索アルゴリズムのフィルタリング機能のためにますます個人の趣味に外れない予期された情報だけを目にするようになります。インターネットでは無駄なく自分のみたいものだけをみる傾向を強化するようにつくられているのです。ユーザーはますます自分のみたいものしかみなくなるので、自分に都合の悪いような情報はおのずと遠ざかり、無知である状態は温存されます。

無知さに加え、たとえネガティブな情報に出会っても、その重大性を自分に関連づけて理解するだけの十分な社会経験がないことも、若者の幸福度が高い原因のひとつでしょう。悲惨な情報を目にしても、あくまでも他人事として捉えてしまい、当事者としてのシリアスな視点で考えることは滅多にしません。日本経済は破綻寸前だという情報があっても、とりあえず目の前の社会や生活は回っています。若者だけでなく多くの大人にとっても、当事者として危機感をもち、危機回避のための積極的行動を開始することはほとんどありません。自分のお尻に火がつくまでは、平穏な日常は続き、非日常としての危機はあくまでも他人事であるという認知バイアスから逃れるのは簡単ではありません。

経済成長に不可欠なフロンティアの消滅

高度成長期とバブルを経験した世代には、経済成長は自明でした。現在の政府や企業のトップを含めた中心人物たちは、高度成長時代を生きてきたマッチョ世代です。安倍政権は、アベノミクスというキーワードのもとに経済成長政策を掲げ、国民の人気をとることに腐心しています。そもそもアベノミクスという名称は、ロナルド・レーガン米国大統領の経済政策を、ラジオコメンテーターのポール・ハーヴェイが、批判を込めて名付けたレーガノミクスにちなんだものです。レーガン大統領は自らレーガノミクスと名付けたわけではないですから、もし使うならば自虐的文脈にしか使うことができず、自虐ネタを許されるはずもない米国大統領が使うことはありません。そのような歴史的文脈を知らずに使われる批判性を欠いたアベノミクスという言葉に、違和感を覚えない知識人はいないはずです。アベノミクスに代表される経済成長盲信者とは異なり、資本主義やグローバリズムの終焉がくることを訴え、ゼロ成長社会または成熟社会の到来に備えるべきであるという考えも、好むと好まざるにかかわらず、現実味をおびて実感され始めました。

『資本主義の終焉と歴史の危機』のなかで水野和夫氏は、経済成長とは信仰であり、資本主義は終わりつつあると述べています。資本主義とは、あらたな投資先を求めてフロンティアを探索し、そこからのリターンで資本が自己増殖し、中央が儲ける仕組みです。中央での資本の増殖と成長には、周辺としてのフロンティアが不可欠です。中央とフロンティアとのさまざまな格差が、資本主義にドライブされる経済成長の前提です。しかし現代の世界では、フロンティアであったアジアやアフリカが投資先として飽和し、もはやフロンティアが存在しません。フロンティアと中央格の差がなくなり平衡化してしまえば、投資の利潤率も著しく減少し、ゼロ金利時代へとつながっていきます。

このようにマクロにみれば、中央としての日本国内には、資本主義的に経済成長を可能にするフロンティアはどんどんなくなってきています。マクロでみた資本主義の終焉は、グローバル化の最終段階として中央とフロンティアが均一の熱平衡に達する熱的死に似ています。しかしもっとミクロのレベルでみれば、グローバル化は均一な熱的死には至りません。世界はミクロでみれば小さなセンターと小さなフロンティアの混じる大小まだら状の不均一な状態になっていくと考えられます。個人が主役となるミクロのレベルでは、まだまだ発展途上でアービトラージの対象になるフロンティアは存在します。自分という人的資本を増殖させ、人的成長を果たすためには、発展途上のフロンティアに行くことが必要です。どこにフロンティアがあるのかは自明でないので、フロンティアを探して動き回る試行錯誤を繰り返さねばなりません。そしておそらく、海外旅行や海外留学は、フロンティアをみつけ、発展途上の成長のダイナミズムの鼓動の上に身を置く格好の機会となるのではないでしょうか。

インターネットによる〝自分らしさの先取り〟の功罪

さまざまな海外の情報がインターネットで簡単に手に入り、たいていのものは望むならオンラインで購入し個人輸入できる時代において、海外に行くことの効用とは何でしょうか。アマゾンやグーグルなどのインターネット・サービスにどっぷりつかった生活は、自分らしさをサポートするテイラーメード・サービスにより、ユーザーの好みに合うものを先取りして予測・提示してくれます。

アマゾンはユーザーの購入歴や閲覧歴から、ユーザーの欲望を先取りし、商品をお勧めしてくれます。グーグルなど検索アルゴリズムのフィルタリング機能は検索歴により検索をパーソナライズ（個人ごとに最適化）し、ユーザーが探しているものを先取りし、検索ワードの最初の数文字をタイプするだけで、探しているものを予測してくれます。また社会全体の検索歴より、大衆が検索しているキーワードは、個人の検索にも反映されます。たとえば、検索ウインドウに〝あ〟と一文字入れただけで、〝アマゾン〟〝アニメ〟から〝あぶない刑事〟〝甘城ブリリアントパーク〟まで、先取りして検索ワードを〝おすすめ〟してくるのです。

ありのままの自分という罠

検索アルゴリズムのフィルタリングは個々のユーザーの好みや癖にあった情報を選択し、好みや癖に合わない情報は隠してしまうので、世界観が狭くなり、小さな泡粒（バブル）のなかに隔離されたようになります。これをフィルターバブルとよび、ユーザーの世界観や行動が操られてしまう懸念があります。検索アルゴリズムのフィルタリング機能は、ＡＩ（人工知能）のサポートにより、ますます的中率を改善しようとしています。ＡＩがサポートしてくれるインターネット環境は、いっけん利便性が上がり、快適な生活が送れるかもしれません。ＡＩよる〝自分らしさの先取り〟は、たしかに心地よいものでしょう。〝自分らしさの先取り〟の心地よさは、想定外の異物に出会わないことからきます。ＡＩによる〝自分らしさの先取り〟は、続ければ続けるほど精度が上がり、現在の自分を強化していきます。現在の自分の強化とは、ありのままの自分の肯定、そう、あの〝アナ雪〟の「Let It Go」のことです。ありのままの自分が肯定されることは短期的には心地がいいでしょう。しかし、ＡＩによる〝自分らしさの先取り〟が継続し、ありのままの自分の肯定がずっと続けば、批評家・東浩紀氏が言う〝階層の固定〟につながります。東は、インターネットとは階層を固定するシステムであると定義します。検索ワードがパーソナライズされ、どんどん自分らしく固定化されていくと、その人がみえる世界はどんどん固定化されていきます。インターネットの検索結果をもとに行動するようになってくるので、人の行動は固定化され、その結果、階層も固定化されます。固定された階層のなかでは予想外の異物に出会うことはますます抑制されるので、新しいことに挑戦する必要はなくなり、したがって、失敗を経験することのない甘美な平穏と安定が表面的には訪れます。この甘美な平穏と安定、または大いなる停滞に絡め取られると、検索ワードや検索結果の多様性は失われ、訪問するウェブサイトは、自分らしさを表現しているとＡＩが予想する、限られた数少ない組合せに収束していきます。その結果、生活の仕方も、行動範囲も、人間関係も、食べるものも、数少ないパターンに収束します。このように、アマゾンやグーグルで現在進行中のＡＩによって高度に進化するインターネット・サービスは、依存してしまうと非常に効率的にいまのままの自分らしさを強化・安定化させ、その結果、人間の知的好奇心の成長を、本人が意識しない間に止めてしまう脅威を孕んでます。

ＡＩのもたらす甘美な平穏と安定の世界に包まれれば、予想外のものに出会う経験はどんどん少なくなっていき、人の創造性を奪ってしまうことになるかもしれません。経済成長の決め手として重要視される〝イノベーション〟は技術革新のことであると誤解されていますが、本来の意味は new combination つまり新しい組合せのことです。予想もしていなかった新しい組合せが、予想もしていなかった新しい価値を生むというセレンディピティがイノベーションには必要です。そこには勘と感情や偶然が必要で、論理性や合理性・必然性だけではイノベーションを生み出すことはできないのです。イノベーションを生み出すには感情をもち偶然を味方にできる人間が必要であり、ＡＩにより強化される自分らしさは、イノベーションを起こす力を衰退させるのではないでしょうか。

ＡＩの助けを借りれば、仕事の効率は著しく向上するでしょう。しかしはたして、ＡＩがますます発達する学習環境と仕事環境で、人はいかに人間的な成長を達成することができるのでしょうか。人間の成長は心地悪さを乗り越えること、逆境を経験することと密接に関連しています。インターネットサービスはＡＩを駆使して、ひたすらユーザーに心地よさを感じてもらうこと、ユーザーに不必要な知的負荷をかけないことに腐心するでしょう。しかし知的負荷のないところで、知的な成長が望めるのでしょうか。筋肉を鍛えるには物理的な負荷をかけることが必要なのと同じように、知的成長にも知的な負荷が必要なはずです。

検索ワードを変えるための海外旅行

いったんＡＩによる自分らしさの先取りとありのままの自分の強化のループに入ってしまうと、自力でそこから抜け出すのは容易ではありません。もっともドラスティックな対処策は完全にインターネットを遮断することですが、これは劇薬または大外科手術であり、確実な効果は見込めますが、副作用もかなり大きいでしょう。もっとマイルドな対処策として、東は海外を旅することの効用を説きます。ネットにつながったまま海外にいけば、あらたな人・物・言葉との出会いの影響が、ありのままの自分にはけっして思いつくことのないまったく新しい検索ワードを心に浮かばせ、グーグルの検索ウインドウに打ち込むことを可能にしてくれるのです。スマホやＰＣをもって海外旅行すれば、ＡＩに先取りされない検索ワードを手に入れることができるのです。まったく新しい検索ワードは、まったく新しい検索結果やウェブサイトにつながり、ＡＩに先取りされないあらたな行動のきっかけや指針を手にすることが期待できます。グーグルの検索結果が変わることを通して、その人の生き方が変わる可能性があるのです。旅をすることによりそこで出会ったあらたな検索キーワードを通して、その人の現実を変える力があります。また、一定距離を離れ、目的地へと移動する過程には十分な時間が必要になります。その時間も、あらたな検索キーワードに出会う機会を与え、自分の人生について考える時間ときっかけをも与えてくれます。留学が長い旅であるならば、本来の目的である勉強や研究以外の、多くの生活の時間は旅行の移動時間に相当します。その過程で出会う人・物・言葉は、予想もしていなかった検索ワードへと導いてくれるでしょう。

ＡＩが強化する自分らしさは〝真の自分らしさ〟なのか

ところで、ＡＩの予想する〝あなたらしさ〟は、本当のあなたらしさなのでしょうか。昔はアマゾンの〝あなたへのおすすめ〟は、そんなに的確にわたしの欲しいものをサジェストしてくれませんでした。最近はあまり違和感がなくなるほど十分にＡＩが発達したのは、わたしの購入履歴と検索履歴のデータ量が増えてきたのでしょう。さてここで思考実験です。ＡＩが先取りする私らしさが、本来の私からすこしずつずれていたとすれば、その結果、私の行動は微妙に〝本来の私の行動〟からはずれ、その結果、次のサイクルで本来の私らしさとは違った検索ワードを使い、さらにここでもＡＩが微妙にずれた私らしさをサジェストして、またすこし私の行動が本来の私らしさからずれるというサイクルが続いたとします。そもそも本当の私らしさとはなにかとか、そもそもそんなものが存在するのかというポストモダン的議論はいったん横に置くとして、このＡＩが定義する私らしさの微妙なズレは、多くのサイクルを重ねれば、私の行動や考え方にまで思わぬ大きな影響をもつかもしれません。フィルターバブルの問題が進行すれば、ＡＩによる無意識の人格改造は可能となるでしょうか。

18世紀英国の詩人サミュエル・ジョンソンは〝旅の効用とは、現実を直視することにより、想像力を抑制することにある(The use of traveling is to regulate imagination by reality, and instead of thinking how things may be, to see them as they are)〟といいました。ネットから与えられる情報から思い描く現実の世界は、実際に体験する実物とはかけ離れたものである可能性があります。現実の世界であらたなものと出会うことにより、無責任に拡大した想像力を現実的なレベルに戻すことができるのです。別の言い方をすれば、インターネット検索が作る先入観は、現実と直面することを通して修正や矯正されなければならないということです。しかしいくら賢明な人も、インターネットが作る自分自身への歪んだ先入観にはなかなか気付けません。なぜなら、先入観というバイアスのかかった自分を認識するのは、まさにその先入観にとらわれた自分であるからです。自分の歪みに自分で気付くことはとても難しいのです。また翻って、自分が歪んでいるかもしれないという疑心暗鬼にとらわれれば、自分自身でその真偽を確かめることが難しいので、その疑念にとらわれ続けてしまうでしょう。

日本を内側から客観視することはできない

海外留学中に、かえって日本の習慣や文化についての理解が深まったという声を多く聞きます。わたし自身も米国留学中に日本人や日本文化の長所と短所を数多く再発見した覚えがあります。どうしてでしょうか。自分自身を客観視することは簡単ではありません。むしろとても難しいことです。自分のことは自分が一番よく知っているとは、多くの場合ただしくありません。自分自身のことをもっともよくわかっていないのは、じつは自分なのです。自分自身を客観視するためには、自分の外側に出る必要があります。内側にいて自分を客観視することは原理的にできません。わたしもそうでしたが、留学中の日本人が自国に対してとても批判的になるのは、日本の外に出ることによりいままでみえなかったもの（長所と短所の両方とも）がより鮮明にみえるからです。

海外留学中は、小さなパーティー、ホームパーティ、あるいはミーティングなど、周囲が外国人だらけで日本人が自分だけという機会が多くあります。このような場面では、自分が日本人代表となります。そこでは日本に関するあらゆる質問に対して、自分が日本人代表として説明しなければならないのです。たとえば、その質問は「日本人はどのような宗教観をもっているのか?」や「日本ではなぜ女性の地位が男性に比べて低いのか?」「日本の天皇制について説明してください」とか「日本人は真面目で勤勉だけども創造性に関しては世界的には劣っているのではないか」など誤解に基づく質問にも、自分が日本人代表として答えなければなりません。このような質問に日本人臨時代表として答えていくうちに、いやがおうにも日本に対する理解が深まっていくのです。

第6章

「グローバル化」という中空構造

日本神話の中心は、空であり無である。このことはそれ以来発展してきた日本人の思想、宗教、社会構造などのプロトタイプとなっていると考えられる。

河合隼雄『中空構造日本の深層』

河合隼雄は日本神話の研究から、過去から現在まで日本のあらゆる社会構造に共通する本質が、中心が空っぽである〝中空構造〟であると指摘しました。しかし、海の向こうからやってきたグローバリゼーションの中心も空っぽであることを、いったい誰が想像したでしょうか。本章では〝グローバル化〟の中空構造を暴き、その対処法をお話しします。

スーパーグローバルというローカル

日本の大学改革におけるいまもっとも旬なキーワードが、グローバル人材育成です。二〇一四年、グローバル人材育成政策を促進するために、〝スーパーグローバル〟大学に37校が選ばれました。ここで文科省が〝スーパーグローバル〟という、オックスフォードディクショナリーに掲載されていない新規和製英語を使ったのには、理由があると推測します。オックスフォードディクショナリーによれば、global とは worldwide（地球全体に〝広がる〟）という形容詞で、最上級は most global です。たとえば、The Fortune magazine recently named a list of the most global 500 companies.（最近フォーチュン誌がもっともグローバルな500の企業名をあげた）のように使います。そして〝most global universities〟という表現はアメリカで通常使用されるもので、Newsweek の二〇〇六年八月十二日のヘッドラインをみれば〝The Word's Most Global Universities : 8 of the Top 10 Universities are American and 33 of the Top 50 World's Most Global Universities are North American.〟（世界でもっともグローバルな大学のトップ10のうち8つが米国の大学で、トップ50のうち33校が北米（米国またはカナダ）の大学である）となっており、日本の大学は上位に入っていません。つまり、日本の大学に〝most global〟という形容詞をつけることができなかったので、いつかは〝most global〟をめざすという憧れをこめて〝スーパーグローバル〟という和製英語つまり〝ローカルな英語〟を使わざるをえなかったと察します。

日本のスーパーグローバル大学で行われるグローバル人材育成戦略の共通項をざっくりいえば、〝外国人教員による、英語の参加型授業を、海外からの留学生に混じって受ける〟こととまとめることができます。本当にこれでいいのでしょうか。ここでは〝グローバル化する世界のなかで日本人がどのように生きていくべきか〟を考えるために、グローバル人材育成の秘密についてお話しします。

グローバリゼーションとはなにか

グローバル化される世界で生きて行くための教育をするためには、まずグローバル化（グローバリゼーション）とはなにかを知らなければなりません。一般には、グローバル化とは国境を越えてモノ・ヒト・カネが自由に移動するようになるプロセスをさすと考えられています。経済的な観点からボーダーレスとなった世界で生きていくためには、世界共通言語の地位を得た英語を使ったコミュニケーションを駆使することにより、さまざまな国籍の人と協調して仕事を行い、生活をしていくためのスキルセットとマインドセットを身につけることが必要となります。具体的には、〝グローバル化に対応できる英語でのコミュニケーション能力、多国籍な文脈で仕事ができる交渉力や問題解決能力（昔は人間力といわれていた）を育成する教育トレーニングプログラムの開発が、グローバル人材育成教育の重要ポイントとなります。

しかし、グローバル化が〝国境を越えてモノ・ヒト・カネが自由に移動するプロセスをさす〟と定義されることは、自明のように思えますが、はたしてそうなのでしょうか。いまの日本では、グローバル化はまったなしであり、官民をあげてその変化に対応できるグローバル人材を作らねばならないという空気が支配的です。グローバル化の影響については誰もが関心をもちますが、グローバル化の定義そのものに疑問をもつ人は稀かもしれません。そもそも、歴史学者や社会学者はグローバル化をどのように捉えているのでしょうか。歴史的にみれば、グローバル化はかならずしも近年始まったことではありません。水野和夫氏によれば、歴史的にみてグローバル化とは帝国主義とともに世界に広がってきたプロセスであり、ヨーロッパ列強による他の国の植民地化と標本の収集としてのミュージアムの思想（全世界を西欧世界に組み込むという西欧イデオロギー、日本人が喜ぶ世界遺産登録もこの文脈にある）が、その本質です（同氏「終わりなき危機　君はグローバリゼーションの真実を見たか」日本経済新聞出版社、二〇一一年）。ヨーロッパという世界の中心に位置する帝国が、アジア・アフリカ・南米など周辺（フロンティア）に、資本の投資先を求めて拡大するというプロセスが、近代までのグローバル化の定義でした。しかし20世紀以降のグローバル化は、インターネットの登場によりそれまでとまったく異なった様相を呈します。20世紀以前は、中心から辺境への帝国の拡大は、地理的なリアルな空間の拡大でした。しかし20世紀以降は、ＩＴ技術の革新による電脳空間、バーチャルな空間での拡大が可能になったことにより、物理的な国境というバリアの無効化が容易に進行したために、グローバル化の本質が大きく変化してしまいました。じつのところ、デイビッド・ヘルドの権威ある教科書『グローバル・トランスフォーメーションズ』では、グローバル化の本質とは、それがはっきり定義できないことであると述べられています。

グローバル化の本質がはっきり定義できないとはある意味驚きですが、別の言い方をすれば、グローバル化とはその本質、つまり中心部分が空虚な中空構造にあると考えることができます。この中空構造（void）という考え方は、河合隼雄がそもそも日本の神話の構造のなかに見出し、さらに日本の社会を動かしている多くの仕掛けに隠れた普遍的なメカニズムとして一般化できると提唱したものです。中空構造である限り、本質がないのでなにとも理念的な衝突が起こらず、また中空であるので、その空のスペースに個人のもつあらゆる欲望や危機感すべてを自由に当てはめることができるのです。したがって、グローバル化を切望することも、絶賛することも、危機感をもつことも、反発することもすべてが矛盾することなく起こりうるのです。

予想もできないグローバルな影響への危機管理

さらに社会学者のバウマンは『グローバリゼーションの人間への影響』(法政大学出版局、二〇一〇年）のなかで、グローバル化とは、新世界無秩序の別名であると述べています。上記のように、グローバル化がリアルとバーチャルな空間双方での帝国主義の辺境への拡大というふうに考えると、グローバル化は、計画的に行われた構想・企図であると考えられるかもしれません。たしかに、グローバル化は帝国主義により第一義的には構想・企図されたものですが、翻って帝国主義に搾取される側（辺縁）からみれば、グローバル化とは〝予想もできないグローバルな影響である〟のです。そしてその〝予想もできないグローバルな影響〟は、中心部である帝国をも巻き込んでいきます。

グローバル化を表層では〝競争によるモノ・ヒト・カネの国境を越えた移動〟と単純化して理解したつもりになりますが、その本質は、定義されることを拒んだ中空構造であり、定義ができないがゆえにその影響も予想さえできないものであるということになります。

ですからグローバル化に備えるとは、予想さえできないものに対する準備、つまり、究極の危機管理であるといえます。影響が予想できないがゆえに、グローバル化を推し進める帝国側の武器のひとつである〝英語〟についてよく学ぶことしかグローバル化される側にとっては想像が及ばないのです。

グローバリゼーションでの対立軸とは？

グローバル化は歴史的には、グローバル化を推し進める帝国主義（中心）と、グローバル化され搾取される植民地(辺縁)という対立構造の上に成り立ってきました。現在では、かならずしもこの帝国と植民地という対立構造は成り立ちませんが、グローバル化の根底にある対立軸は、現代でも〝グローバル化する側〟と〝グローバル化される側〟の二項対立です。グローバル化が進めば、誰もが豊かになるチャンスがあるのは真実ですが、ピケティが『21世紀の資本』で明らかにしたように、富は常に局在し、すべての人が満遍なく豊かになることはありません。トリクルダウンは起こらないのです。〝グローバル化する側〟と〝グローバル化される側〟の双方が勝者となるWin–Winは起こりません。もちろん実際には状況は複雑です。安易にWin–Winという言葉を使って捏造された安心感に騙されてはいけません。〝グローバル化する側〟と〝グローバル化される側〟という図式から目をそらすことはできないのです。Win-Winとは勝者（つまり〝グローバル化する側〟）が、敗者（つまり〝グローバル化される側〟）を、永遠に敗者として固定するための（つまりプライドを傷つけられた敗者を奮い立たせないための）甘い嘘なのです。はたして日本は、〝グローバル化する側〟と〝グローバル化される側〟のどちらにいるのでしょうか。

かつてグローバル化を促進する手段は、武力と経済力でした。現在でもグローバル化を促進するものは、やはり武力を背景にした経済ですが、それに加えて、世界共通語としての英語があらたな手段として機能しています。グローバル化する側とグローバル化される側を分けるものが〝英語〟なのです。グローバル化する側が使う武器である英語には、武器として非常に強力な利点があります。英語の武器としての最大の力とは、グローバル化される側が進んで英語化を進めることにより、自らグローバル化されることを促進してしまう点にあります。英語とは、グローバル化する側がグローバル化を推し進める側の非常に強力で狡猾なトロイの木馬のようなスマートウェポンなのです。グローバル化される側は、グローバル化に対応せずには生きていけないような兵糧攻めにあう感覚を世論形成により植えつけられ、自ら進んで英語を受け入れ、自ら進んでグローバル化されてしまうのです。この英語によるグローバル化の侵食をドライブするものは、グローバル化される側のすべてに蔓延する、グローバル化することなしには生きていけないという〝不安や恐怖〟です。さらには、グローバル化は辺縁が中心に近づくまたとないチャンスであるという欲望を刺激する飴と鞭を駆使して長期間かけて形成された依存症マインドセットが、グローバル化の浸食を促進します。

グローバル化は世界を均質化し格差をなくすのか

ここまでみてきたように、グローブル化の本質とは定義できないことであり、中空構造であることです。グローバル化は定義不能の中空構造のため、何者でもないと同時に何者でもありうることが可能です。グローバル化を機会とみる欲望を惹起すると同時に、グローバル化の予想不可能な影響は不安も惹起します。その結果、〝グローバル化される側〟は自ら〝グローバル化する側〟にすり寄っていくという構図が完成します。このようにグローバル化についてあれこれと語ること自体がグローバル化の思うツボです。非常に巧妙なグローバル化の罠として、グローバル化のポジティブな影響、ネガティブな影響について語ること自体が、グローバル化の手の内にはまっていることになるので、危機管理の観点からは即刻やめなければなりません。しかし、グローバル化を無視するという対処法をとることは、これだけグローバル化の外堀が固められてしまった日本では、もはや手遅れです。すでに外堀が固められてしまい、誰も彼もがグローバル化に乗り遅れまいとする価値観がすでに形成されてしまいました。そのためにグローバル化という〝勝ち馬〟に乗ったほうが得をする、〝勝ち馬〟に乗れなければ悲惨な状態になるという方向に、社会や経済の枠組みが変更されてしまいました。ですから、反グローバル化をいまさら唱えても、もはや社会的には大きなモーメンタムを生み出すことはできません。ただし、ミクロのレベル（個人のレベル）では、反グローバル化のマインドセットをもつことは後述するようにさまざまなポジティブの効果をいまだにもっています。

グローバル化は大局でみれば、すべてを均質化・平等化するプロセスであるという面をもちます。インターネットとIT革命に駆動されるグローバル化は、情報や資本へのアクセスを容易にしたために、発展途上国の一部では急激な経済成長を享受することができ、人々は短期間に豊かになりました。多くの雇用を発展途上国で生み出したのは、グローバル化のポジティブな側面であったと考えられます。発展途上国での雇用の創出と賃金の上昇は、地球全体でみたグローバルなレベルで貧富の格差を小さくしたかもしれません。しかし国レベルでみたとき、すでに豊かであった日本のような先進国では、国内での雇用が海外に流出し、その結果、賃金の低下や多くの失業を引き起こし、かえって貧富の格差が増大しました。ピケティが指摘するような著しい貧富の格差は、主として欧米での話です。欧米でのCEOの異常に高い報酬は、じつは日本ではほとんどみられません。日本での格差の増大は、グローバルなレベルで比較すれば、それほど大きなものではありませんが、それでもさまざまな問題を日本国内で生じさせるほど、格差というのは問題になるのです。このようにグローバル化のポジティブな側面とネガティブな側面は裏表一体なのです。

地球全体のグローバルなレベルでみると貧富の差は減少したかもしれませんが、国レベルでみれば経済的格差は拡大し、さまざまな分断を生んできました。どうして分断が生まれるのでしょうか。逆説的に聞こえるかもしれませんが、現実の世界では人は国境を越えて自由には動かない・動けないからです。物語に出てくる遊牧民でもない限り、人は住み慣れた土地に特別な意味を見出し、自分の故郷にとどまることに経済学的指標だけでは計算できない価値を見出すからです。人は住み慣れた土地に執着し、経済的パラメーターを最適化するために自由に移動したりしません。無理に移動することはストレスを生み、その心身への影響から、強制的な転居は、たとえ環境の良い土地への移動であっても、平均寿命を短くするという疫学研究もあります。

さて、日本は〝グローバル化する側〟でしょうか、それとも〝グローバル化される側〟でしょうか。一部の多国籍企業は〝グローバル化する側〟に数えられるかもしれませんが、大部分の日本と日本人は〝グローバル化される側〟に入ります。グローバル化されるプロセスで、日本はさまざまなものを搾取されるでしょう。そのような搾取の嵐のなかで、日本が〝グローバル化される〟プロセスで手に入れる数少ない重要なもののひとつが、〝グローバル化する側〟にすこしでも近づくことができるという〝物語〟です。別の言い方をすれば、日本が国際社会でより重要な貢献をすることができる希望ともいうことができます。国際社会で認められる貢献をしたいという承認欲求は、かならずしもいまに始まったことではありません。日本はグローバル化が問題となるかなり前から、この満たされない承認欲求をもっていました。過去から長い間、綿々と日本に存在した国際社会での承認欲求を満たす側面があったからこそ、日本は進んで〝グローバル化される〟のです。国際社会で貢献したいという欲求が、グローバル人材の育成という社会的な要請につながります。

格差のなにが問題なのか

一部の人が才覚と努力で多くのお金を儲け、その結果、収入に大きな格差が生まれる。多くのお金を儲けた人はＧＤＰの増加に貢献し、社会を豊かにするので、経済的に豊かになることはむしろ社会的に善であり、その結果生じる経済的格差には何の問題もないという議論も成り立ちそうです。はたして経済的格差は問題なのでしょうか。経済的格差の取り扱い方に対する考え方は、他のさまざまな格差問題（例：興味の格差、学力の格差など）を考えていくための基本となるため、よく知っておく必要があります。

もし以下の2つの課題が社会的に十分手当てされているならば、経済的格差そのものに問題があるとは考えられません。第一の課題は貧困です。問題になるのは、高い収入と低い収入の格差の存在やギャップの大きさ自身ではなく、低所得のレベルが貧困を生み出すほど低いのかどうかです。たとえ所得格差があっても、貧困が何らかの形で手当てされているのであれば、格差は第一義的には社会的に問題ではありません。第二の解決されなければならないより厄介な課題が、社会の分断です。たとえ貧困が手当てされていたとしても、格差による心理効果として低所得者層と高所得者層の間に分断が生まれることがしばしばあります。分断は妬みや憎しみの温床となり、社会の不安定化をもたらします。とくに、格差が固定したり、格差の開きの形成が非常に早いスピードで起こった場合には、低所得層はたとえ貧困に陥っていなくとも、無力感や絶望感をもつようになり、黒い感情としての妬みや怨念が社会に充満し、テロリズムやアナーキズムにつながると考えられます。

グローバル化という魔法の言葉

われわれが知っておくべきグローバル化がもたらす負の影響は、第一に手当てがなされない貧困、第二に急速に進み固定化される格差による社会の分断でした。社会分断の一例が、国内での負け組と勝ち組の固定化です。日本国内ではあまりにも負け組・勝ち組という二項対立がメディアなどでもてはやされるために、多くの人が負け組になりたくないという恐怖感を心の奥に刷り込まれてしまいました。グローバル化が進めば、誰もが突然負け組になってしまう可能性があるという負の側面が強く認識されています。そのようなグローバル化の負のインパクトを予防するために、こぞってグローバル化に対応しなくてはならないという歪んだインセンティブが起こってしまいます。もう一度いいますが、グローバル化の負のインパクトに対する対抗手段は、反グローバル主義ですが、すでに日本においてマクロのレベルでは、反グローバル主義的アプローチは手遅れです。したがって、逆説的に聞こえるかもしれませんが、グローバル化の負の影響に対抗するには、逆にできるだけグローバル化を受け入れるしかなくなるわけです。こぞってグローバル化人材を促進するのには、このような文脈があるのです。

グローバル化の勝ち馬に乗るためにはグローバル人材にならなくてはならず、またグローバル化の悪影響から身を守るためにもグローバル化人材にならなくてはならないというロジックが成り立ってしまいます。グローバル化という言葉が中空構造をもっている〝何でもあり〟の概念なので、必然的にグローバル化人材も中空で〝何でもあり〟になるのです。グローバル化人材育成という言葉を用いれば、あらゆることを正当化する言説が可能になります。グローバル化に対応するために、科学ができる人材を育成する(なぜならテクノロジーがグローバル化には重要なので)、体力のある人材を育成する(なぜなら24時間働ける体力がグローバル化には必要なので)、心の優しい人材を育成する(なぜなら異文化を理解できる心の優しさがグローバル化した世界では必要なので)、日本語ができる人材を育成(なぜならグローバル化されるからこそ、自国の言葉で仕事ができる人材が不足するので)、のように、すこし言い方を変えれば、グローバル化という枠組みの中で正当化されるのです。この状況がさらに進行すれば〝グローバル〟を含む言葉はすべて魔法の言葉として何でも正当化することができてしまうでしょう。これがスーパーグローバルという言葉を可能にした仕掛けなのです。そしてあっという間に広がってしまったスーパーグローバルという言葉は、もはや公の場では、相対化することにより無力化することさえ不可能になってしまいました。これがグローバル化のグローバル化力なのです。第7章ではグローバル人材の光と影を考えていきます。

第7章

大人が「グローバル人材育成」に貢献できること

何も終わらない、何も。

佐々木中（哲学者）『夜戦と永遠』

〝国境を越えてモノ・ヒト・カネが自由に移動するプロセス〟はグローバル化のある一面に過ぎず、何事も飲み込む中空構造がその実態であり、〝予想もできないグローバルな影響〟を及ぼすことがどうやらその本質らしいということを6章で学びました。英語という武器を使い、グローバル化の草刈り場として翻弄される日本は、その対応策としてグローバル化人材育成を国家戦略に掲げます。国家戦略が税金で運営される以上、いまの日本では誰もがグローバル化人材育成のステークホルダーとしての役目を直接的・間接的に担っています。本章では、グローバル化時代の危機管理の重要なコンセプトであるブラックスワンとアンチフラジャイル（抗脆弱性）について解説し、ステークホルダーとしての大人がいかにグローバル人材育成に貢献できるかという問題を、当事者性をもって切実に受け止める覚悟についてお話しします。

最近の若者の留学離れ？

最近巷でよく聞く〝最近の若者は内向き指向で、海外には行きたがらない〟という、若者の留学離れは本当なのでしょうか。統計データをよくみれば、たしかに留学者の総数は近年減少傾向にありますが、若年者人口の減少と連動しているようにみえます。若年者人口当たりで比較してみれば、留学者数はここ10年はほぼ横ばいであり、若者の留学離れを統計データは支持しません。一方で、ハーバード大学に入学する日本人が減少したことを伝えるニュースが数年前にありましたが、たしかに欧米に留学する人数は若年者人口当たりで比較しても近年減少しています。その代わりにアジアに留学する割合は増加しているので、ここでも若者の留学離れを統計データは支持しません。近年起こっていることは、留学先の多様化であり、欧米からアジアへの行き先のシフトなのです。しかし、これでめでたしめでたし、若者の留学離れは起こっていません、ハイおしまい、というわけにはいきません。若者に対する意識調査からは、海外に留学することに強い興味と意欲を示す若者が一定数いる反面、海外生活に強い拒絶を示したり、まったく興味をもたない若者もかなりの数いることがわかってきました。つまり日本の現状は、海外留学や海外勤務などはリスクと考え、日本国内で安定した生活を送ることを優先する若者がかなりの数いるのです。彼らをみていると、最近の若者は留学離れしているようにみえますが、その一方、リスクをとってでも海外でさまざまな経験を積み、将来グローバルな世界で活躍したいと考えている若者も少なからず存在し、興味や意欲の二極化が進んでいるようです。若者の留学に対する興味や意欲に格差があるとはけしからんと、この若者の海外に対する関心や意欲の二極化の事実を問題視する人もいますが、いったいなにが問題なのでしょうか。わたしはすこし違った視点から、マクロ、つまり日本全体でみると、この二極化は危機管理の観点からはむしろ好ましいのではないかと考えるようになりました。その理由を説明するために、まず危機管理の分野で近年とくに重要なコンセプトである〝ブラックスワン〟についてお話しします。

ブラックスワンとアンチフラジャイル（抗脆弱性）

グローバル化が進行した世界では、世の中の動向はますます流動的になり、予測不可能で潜在的に不安定になります。カオス理論におけるバタフライ効果のように、地球の裏側で起こった地方都市の出来事に起因するローカルな一企業の株価の下落が、まわりまわってアジア、ヨーロッパ、北米に波及し、日本に大きな経済的打撃を与えることがありうるのです。その結果、日本経済も国家財政も大きく傾き、企業や政府は研究費の大幅なカットを余儀なくされ、多くの公立研究機関や大学が閉鎖に追い込まれ、一生安泰と信じられてきた常勤職の大量解雇などが連鎖的に起こりえるのです。二〇〇七年の米国のサブプライムローン問題を契機に勃発したリーマンショックのように、起こる確率は限りなく低いが、事前に予想することが著しく難しく、いったん起これぱそのインパクトが破滅的に大きいため、従来の危機管理では対応できない事象を〝ブラックスワン〟とよびます。ブラックスワンの提唱者で、危機管理研究の第一人者ニコラス・タレブによれば、ブラックスワンはその予想が非常に難しく、またそのインパクトの大きさのために、危機管理の対策が著しく難しいとされてきましたが、著書『Antifragile : How to Live in a World We Don't Understand』で、ブラックスワンから身を守る方法として〝Antifragile（抗脆弱性）〟という概念を提唱しています。Antifragile（抗脆弱性）とはまだまだコンセプチュアルなものですが、ひとつのシステムのなかに、ハイリスク・ハイリターンとローリスク・ローリターンの両極端を含むダンベル型のポートフォリオをもつリスク分散系と理解できます。生命は絶滅から逃れるために、常に多様性を増大するような危機管理戦略をとってきました。ダンベル型のポートフォリオとは、広義での多様性とも考えられます。しかし、ただ単にミドルリスク・ミドルリターンの周辺で正規分布するような形で多様性を増加させても、抗脆弱にはなりません。抗脆弱性をもつダンベル型のポートフォリオでは、正規分布する中央のミドルリスク・ミドルリターン部分の存在が重要なのではなく、その両極端にハイリスク・ハイリターンとローリスク・ローリターンをもつことが重要になります。

キャリア戦略においても、Antifragile（抗脆弱性）という概念は重要です。ハイリスク・ハイリターンとローリスク・ローリターンという両極端な生き方を組み合わせるダンベル型人生が、ブラックスワンに対抗できるAntifragile（抗脆弱性）な人生戦略であるとタレブは説いています。ダンベル型人生戦略では、ハイリスクの部分が功を奏すれば大きなリターンが得られますし、たとえ失敗してもローリスクの部分がバックアップになり、人生が吹っ飛び路頭に迷うことはありません。

さて、ブラックスワンと抗脆弱性の概要を理解したところで、ふたたび日本の若者の話に戻ります。海外留学に対する興味や関心を分析すると、日本の若者のリスク親和性が二極化していますが、日本全体としてみれば、ハイリスク・ハイリターンとローリスク・ローリターンという両極端な生き方を組み合わせたダンベル型のキャリアポートフォリオが期せずして形成されていることになります。マクロな視点から考えれば、日本の若者たちはブラックスワンに襲われても、全滅は免れるアンチフラジャイルな構造を全体としてはもっているのです。日本の若者は集団としてみれば見事にグローバル化時代に必要なブラックスワン対策をしているとみなすことができるのです。

グローバル人材とは危機管理のことである

グローバル人材とは、グローバル化に対応できる人材のことです。それはただ単に英語ができて海外で活躍できる人材のことではないはずです。なぜならばグローバル化とは、その影響が予想できないということが重要な特徴のひとつですから、ブラックスワンのような予想もできないような事態に対応できる危機管理力をつけることが、グローバル人材に必要な資質の基になります。すなわちグローバル人材育成とは、危機管理力の育成です。ブラックスワンに耐えうる抗脆弱性のある人材プロフィールを日本全体として作るのであれば、ハイリスク・ハイリターン型人材とローリスク・ローリターン型人材という両極端な資質と生き方をする集団双方を育てなければなりません。では、グローバル人材育成における両極端の資質であるハイリスク・ハイリターン型人材とローリスク・ローリターン型人材とはそれぞれ何でしょうか。

グローバル化におけるハイリスク・ハイリターン型人材とは、トップエリートやグローバルエリートのことです。グローバルエリートとは、英語を駆使して、グローバルな舞台で活躍できる人材のことです。日本国内での学歴はあまり重要ではなく（学歴があるに超したことはありません）、米国のハーバード大などのアイビーリーグ大学を卒業し、ビジネスや科学の分野での博士号をもち、多国籍な企業や国際機関でプロジェクトを遂行できるようなリーダーシップ、企画力、問題解決力、交渉力をもった人材です。このようなエリートがハイリターンなのはわかりますが、どうしてハイリスクなのでしょうか。むしろローリスクにさえ思えるかもしれません。グローバルエリートたることがハイリスクであるのは、厳しい競争を勝ち抜くための多大な時間的経済的投資をしなくてはならず、さらにこのレベルの人材は年功序列や終身雇用とは無関係で、成果により厳しく評価されるために、いかなる理由があったとしても成果が出なければその職にとどまることができないからです。グローバルエリートが担当するプロジェクトは、多くのステークホルダーがかかわり、大きな見返りが予想される反面、プロジェクトの成否は世界の流動性と運に大きく左右されるハイリスク・ハイリターンな性格をもっています。いくら努力しても、またいくら個人に落ち度がなくとも成果が出せない場合には、チームは解散し担当したメンバーは解雇を覚悟しなければならないでしょう。また非常に大きなストレスにさらされて仕事をするために、自分の精神的・肉体的健康をしばしば犠牲にして仕事をしなくてはならないというリスクもあります。

なにを学ぶかより、誰と学ぶか

日本人のなかから、このようなハイリスク・ハイリターンのグローバルエリートを育成するために重要なことは、〝グローバル化する側〟の論理と心理を熟知し、さらに〝グローバル化する側〟との人的なコネクションがあるということです。そのためには、〝グローバル化される側〟である日本の教育だけでは十分ではありません。たとえそれがスーパーグローバル大学であっても、その大学が〝グローバル化される側〟に位置する限り、〝グローバル化する側〟の論理と心理を十分に知ることはできませんし、〝グローバル化する側〟との太い人脈形成もできないのです。マサチューセッツ工科大学のダニエル・キム教授の〝成功循環モデル〟を援用すれば、ビジネスと同じく教育でも、誰と学ぶかが、なにを学ぶかよりも重要度が高いのです。どこで学ぶかが違いを生む限り、教育は完全にはグローバル化できず、どこで誰と学ぶかが常に意味をもち、教育のアウトカムに大きな違いを生み出すクリティカルな要因であり続けます。グローバルエリートになるには、〝グローバル化する側〟の環境に入り込み、その一部となる必要があります。〝グローバル化される側〟である日本が、総力をあげて〝グローバル化する側〟のために働くエリート人材を育成すれば、結果的に日本がグローバル化されることを促進してしまう〝敵を利する行為〟になるという皮肉なリスクを冒すことになります。しかし、グローバル化を逆転させることはできませんので、〝グローバル化する側〟に与する日本人をよりたくさん作ることが、グローバル化が成功した暁には（たとえば米国がヘゲモニーを完全に握った暁には）、日本がそこから大きな分け前をもらうことができる唯一の方法であるのです。

なにを学ぶかより、誰と学ぶかどこで学ぶかが重要度をますグローバル化時代の教育では、日本の大学は〝グローバル化される側〟の領土にあるということが、最大の弱点になってしまいます。グローバルエリート人材育成においては、日本のスーパーグローバル大学での教育は、将来〝グローバル化する側〟の most global 大学で教育を受けるための準備教育と位置づけられるでしょう。しかし、このスーパーグローバル大学での準備教育はすっとばすことも可能です。つまり日本の高校を卒業してそのまますぐハーバード大学などのmost global大学に入学して、アメリカのアイビーリーグで大学院に進んでもいいのです。実際にそのようなグローバル人材も何人かは生まれてきています。しかしながら、このことが日本の高等教育を受けることを否定するわけではありません。むしろ日本のトップ大学を卒業したということは、ハイリスク・ハイリターンなグローバルエリート人材育成において、個人のレベルでのセイフティーネットになると思われます。なぜなら、ハイリスク・ハイリターンのグローバル人材は成果により評価されるので、プロジェクトがうまくいかず成果が出なければ、グローバルな舞台でポジションを失ってしまうかもしれません。そのときには日本での学歴や人脈が、セイフティーネットとして機能するでしょう。たとえば、グローバルな舞台でたまたま失敗し、ポジションを失っても、緊急避難的に日本国内のポジションに着地し、そこで充電し、仕切り直しした後、またグローバルな舞台に戻っていくことも可能でしょう。

一方で、ハイリスク・ハイリターンのグローバルエリート人材の育成を大学から始めるのでは遅すぎないかとの懸念もあります。いまは高校—大学連携を推進し、大学入試でいかに優秀な人材を獲得するかというようなことが話題になっていますが、おそらくエリート教育を高校や大学から始めていたのでは遅いのではないでしょうか。今後はより早いレベルでの将来のグローバルエリートの選別と動機付けが必要になると考えられます。

日本語力がグローバル化から身を守る

それでは次に、グローバル化におけるローリスク・ローリターン型人材とは何であるか考えてみます。ローリスク・ローリターン型人材は、米国が中心となって進めているグローバル化が頓挫したときに、日本が生き残るためのセイフティーネットです。またそれとは逆に、日本が完全にグローバル化されてしまっても、日本としてのアイデンティティーを維持し、いつの日か機会を見つけてリベンジするための重要な生き残り対策としての人材育成です。別の言い方をすれば、グローバル化の成否、たとえばナスダックの株価の上がり下がりに一喜一憂せずに、またそのような影響に極力左右されないような国内での活動を行うことができるローカルリーダー人材のことをさし、グローバル人材とは対極のキャリアです。

ローカルリーダー人材は、グローバルなマーケットとは分離された国内でのマーケットが主戦場です。しかしローカルリーダー人材が生きていくローカルな経済圏も、グローバル化の影響を受けないわけではありません。グローバル経済ではすべてがつながってしまいます。地球の裏側アマゾンでの蝶のはばたきが、東京で竜巻を起こすバタフライ効果が起こりえるのです。海外にライバルがほとんどいないような関税で保護されたローカルでドメスティックな市場が、ローカルリーダー人材の活躍の場となります。ローカルでドメスティックな市場であっても、グローバル化により国境を越えてすべての人が原理的にはライバルとなりえますし、将来的にはＴＰＰで関税が撤廃される可能性もありますので、やはりローリスク・ローリターンであってもローカルなニッチを構築するためには、非関税障壁をうまく使わねばなりません。もっとも強力な非関税障壁が、言語です。日本語でしか仕事ができない環境で働くことは、グローバル化のネガティブな影響から身を守るリスク回避手段です。日本語を使うことが必須であれば、その職種は海外にアウトソースして奪われてしまう可能性は低くなります。もちろん日本語の読み書きを勉強した外国人に一部の職種は徐々に奪われる可能性はあります。しかし、流暢な日本語が必須である出版業界や、患者との直接のコミュニケーションが重要な医療や介護業界、初等中等教育業界の大部分は、流暢な日本語ができないと業務に支障をきたします。

ネットで炎上したG型大学とL型大学

政府の大学改革に関してネットで炎上したトピックのひとつが、経営共創基盤CEOの冨山和彦氏の提唱する日本の大学をG（グローバル）型とL（ローカル）型に仕分けする提案です。G型大学では、グローバルエリート候補生を養成するために、たとえば経済学部では最新の経済理論や数理モデルを英語で教えますが、L型大学経済学部では地域ですぐに働ける人材を育成するために簿記を教えて資格を取らせるなど、〝手に職をつける〟学習指導をすることになります。このたとえ話が格差の問題としてネットで炎上したのですが、わたしは冨山氏の提唱するG型とL型による大学改革の話を聞いたときに、これはまさにマクロのレベルでのダンベル型の人材ポートフォリオ構築に相当すると感じました。G型大学とL型大学への二極化再編成大学改革は、日本全体でみた場合の危機管理の観点からは戦略性があり、コンセプトとしては間違っていませんが、実際に実行するには慎重でなくてはなりません。なぜなら、二極化は格差とみなされるので、世論の逆風は必至で、政治的に不人気な政策になるからです。ここで6章で学んだ、格差に関する基本事項を確認します。経済的格差では高所得と低所得の格差そのものが問題ではなく、低所得により貧困が起こることが第一の問題であり、さらに格差があまりに大きすぎて固定化すれば、格差により社会が分断されることが問題となるのでした。このアナロジーで考えれば、G型大学とL型大学への二極化再編成の潜在的な問題点は、第一にL（ローカル）型大学の教育レベルがあまりにも低くなること、これは経済的格差問題の貧困に相当します。そして第二に社会が分断されること、つまりG（グローバル）型とL（ローカル）型というふたつの大学へのレッテル張りが、その大学を出た学生やそこで働く教官に対する社会的な格差として機能してしまうということです。この問題を解決するには、このふたつの格差が固定されてはなりません。少なくとも学生に関しては、G型大学とL型大学の間での移動が努力をすればできるということが原理的に保証されねばなりません（たとえば米国において大学の間での移動（トランスファー）が可能なように）。つまり人材の流動性が重要だということです。

あなたがいたから僕がいた

二〇一五年四月には、大学運営交付金配分の仕方の枠組みをもとに、事実上日本の国立大学はG型大学とL型大学（そして混合G／L型）への差別化が始まりました。G型大学とL型大学への二極化は政府主導で推進するまでもなく、水面下では一部の地方私大文系でL型大学タイプの教育プログラムが行われています。G型大学で行われるハイブローな理論や学問を重視した教育とは異なり、地域生活に密着したタイプの学部教育を謳うことで、そのニーズにあった学生を集めています。旧帝大を最上層とした日本の大学の序列化はすでに社会に浸透しているので、それぞれの大学は各々がG型大学とL型大学のどちらに比重を置くかをすでにわかっています。日本全体の危機管理戦略の目的はG型大学とL型大学というあらたな序列を導入することではなく、あくまでもグローバルエリート候補生とローカルリーダー候補生への選別と動機付けを適切に行うことです。そのためには、経済格差問題と同様に、L型大学の教育レベルの底上げとG型大学とL型大学間の分断を防ぐことが重要です。

ここでタレブの提唱する抗脆弱なダンベル型（二極化）ポートフォリオの意味と顛末について説明します。ハイリスク・ハイリターンのベンチャー起業家とローリスク・ローリターンの公務員の双方が共存する経済システムが、抗脆弱なポートフォリオです。表面的には平穏にみえても、ブラックスワンが起こりえる社会が存続できるのは、ベンチャー起業家と公務員の双方が共存しているエコシステムであるからです。このようなエコシステムでは、その成功が大きく運に左右されるベンチャー起業家がたまたま成功して大金を手に入れたなら、自分の強運に感謝するのではなく、ローリスク・ローリターンを甘んじて受け入れる公務員に感謝しなければならないとタレブは言います。逆にローリスク・ローリターンの公務員が来る日も来る日も変わりない安定した生活を送れることは、リスクをとり、果敢に挑戦した結果、事業が日々吹っ飛んでいるベンチャー起業家たちに感謝しなければならないとも述べています。エコシステムが存続しているのは、ダンベル型二極化ポートフォリオによる抗脆弱性のおかげなのです。全員が安定志向の公務員では、イノベーションは起こらず社会は成長しませんし、全員がベンチャー起業家なら社会がすぐに破綻するでしょう。あなたが低め安定に甘んじてくれているおかげで、私は安心して挑戦ができる、またはあなたがリスクを冒して吹っ飛んでくれるおかげで、私はリスクを冒さずに安心してこのエコシステムで生活できるという具合に、双方がいるから社会は成長し存続するのです。

このようにG型大学とL型大学への二極化はひとつのエコシステムで共存する持ちつ持たれつの関係にあります。ハイリスク・ハイリターンなグローバル人材の大部分は、なんらかの形で失敗し吹っ飛ぶでしょう。しかしエコシステム全体でみれば、L型大学がローカルに日本のアイデンティティーを維持してくれているという安心感があるからこそ、G型大学の人材はあえてグローバルに挑戦し、ときとして日本人としてのアイデンティティーを極小化し〝グローバル化する側〟の一員としてハイリスクでハイデマンドの過酷な仕事に耐えることができます。日本というひとつのエコシステムのなかで、ハイリスク・ハイリターンのグローバルエリート人材とローリスク・ローリターンのローカルリーダー人材がそれぞれ攻めと守りの役割を果たすことにより、グローバル化という予想することの不可能な影響に晒されながらも、ブラックスワンに見舞われてエコシステムが絶滅してしまうことを回避しつつ、立ち向かうことができるのです。

グローバル人材というブーメラン：若い世代に責任を押し付けない

人材育成には時間がかかります。〝グローバル人材育成〟は、10年後という将来への投資と考えれば正しいのですが、その反面、目の前の問題を解決するには無力です。グローバル化のなかでいかに日本が生き残っていくかという問題は、現在社会の中心となって働いている大人の問題であり、10年後に完成する〝グローバル人材育成〟をあてにすることはできません。将来的にどういう人材を作っていくかは重要な問題ですが、目の前のグローバル化に対する戦略としては、あまりにも遅効性です。目前の緊急の問題を解決することが難しいからといって、そこから目をそらすために〝グローバル人材育成〟という漠然とした将来の戦略を議論していてもしょうがないのです。グローバル化に対応する責任を、大学教育に押し付けてはいけません。目の前のグローバル化に対応する責任は、いまの社会人にあるのです。

5年後10年後を見据えた態度で、長期的な計画を立てることは大事ですが、しばしば未来予測というのははずれます。いま10年後のことを考えて人材育成しても、10年後のいまは、いま考える10年後の状況とは随分違っているはずです。二〇〇六年八月に米国コロラド州の高校教師 Karl Fisch が作ったグローバル化の教育に対する影響を鮮明に提唱したパワーポイントプレゼンテーション〝Did You Know?/Shift Happens〟は、バイラルに世界中に広まり、YouTube や SlideShare などのインターネットメディアを通じて、いままでに2億人以上の人が鑑賞し、グローバル化と教育を考えるうえで重要なレファレンスとなっています。その〝Did You Know?/Shift Happens〟で述べられているように、グローバル化に対応する教育とは、いまはまだ発明されていないようなテクノロジーを用いて行う、いまはまだ存在しないような職種に向けての準備なのです。未来予測という魅力的ではあるが、あまりあてにならないシナリオをもとに行う長期的人材育成計画には、過度に期待してはいけません。グローバル人材を育てるとは、不確かな未来予測にもかかわらず（つまり、たいした客観的学問的根拠があるわけでなく、勘やノリにすぎないにもかかわらず）、〝あえて行う〟ネタ的側面があるということを、教育する側が忘れてはいけません。グローバル人材育成を担当する教師は、あまり自信をもちすぎてはいけないのです。ネタのベタ化にご注意を。

グローバル化が本質的に中空構造をもっている以上、グローバル人材育成も必然的に中空構造をまぬがれません。グローバル人材育成とは、常に半分ネタであると同時に、ブーメランとしての再帰的性格ももっているのです。社会人であるあなたがグローバル人材育成を語るとき、同時にあなた自身が問われています。**あなたはグローバルエリートとローカルリーダーのどちらの役目を、日本というエコシステムのなかで果たしていますか？人材育成に現在の自分の責任を転嫁していませんか？　自分自身の役目を果たしていますか？　人材育成が大切だというのであれば、自ら挑戦して失敗し、反面教師として役立てる覚悟はありますか？**　という問いを突きつけられているのです。

第8章

大学教師はじまりの物語

僕のいた学年は、（略）1割が基礎研究に進んだ。例年だと100人に1人ぐらいいなのに（略）僕らの世代は〝時代に左右されない確かなもの〟を求めていたような気がする。

養老孟司（文藝春秋二〇一五年六月号、古森重隆富士フィルム会長との対談より）

わたしは大学で教師として学生を教えています。大学で教師として働くには教員免許は必要なく、わたしも教員免許はもっていません。アメリカの教育NPO Teach for America が主張する「教員免許の有無は教師の能力や技能とかならずしも相関しない」をわたしは心のよりどころにし、日本とアメリカの大学で学んだ経験と教えた経験をもとに、自学自

習で英語教育や研究者育成のための教育プログラムを立ち上げてきました。ここでは、わたしが試行錯誤のなかで、教師として機能するために重要だと感じたことや、大学教育の意味に関係するトピックについてお話しします。

スマホやめますか

二〇一五年の信州大学の入学式で山沢清人学長が「スマホやめますか、それとも信大生やめますか」と、いまの若者世代がスマートフォン依存症に近い状態になっていることを嘆き、スイッチを切って本を読み、友達と話し、自分で考える習慣を身につけることの重要性を強調しました。スマートフォンはじつにパワフルなテクノロジーであると同時に、非常に魅力的であるがゆえに依存状態がたやすくできてしまうという諸刃の剣です。スマートフォンはうまく使えば、理系の専門教育での情報収集や問題解決をサポートするすばらしいテクノロジーであることは間違いありません。わたしも最近では学会や講演会などで、自分の専門でない講演を聴くときなどは、スマートフォンでPubmedやGoogleを検索し周辺情報を勉強しながら、話の内容を理解しています。また空き時間を使った最新論文の内容チェックや、休み時間の電子書籍の読書など、仕事の効率を上げるための手放せないツールであることは間違いありません。しかし、学生など若い世代にとってはSNSやソーシャルゲームへの依存がもたらす悪影響が、スマートフォンのアカデミックな活動への有用性を差し引いてもあまりあると考えられるので、山沢学長の懸念は十分理解できます。

スマートフォンでの検索を通じてさまざまなネット上の情報にアクセスすることは、うまく使えば相対的視点や批判的精神を養うことに役立つはずです。いまや重要な情報のかなりの部分はパブリックドメインにあるので、重要情報にアクセスするためのネットリテラシーは、批判的精神を行使するうえの必須条件とも考えられます。しかし、すべての情報源をネットに依存するのは、逆に相対的視野を失うことになります。ネット検索による情報収集以外にも、紙の本を読んだり、人に質問したり、現場に足を運んで実物に触れるなど、自分の身体を使ったローテクな情報収集の方法を並行して行うことで、ネットというバーチャルの世界だけで完結してしまう危険を回避することができます。

さらにスマートフォンを使ったグーグル検索など人工知能アルゴリズムによる情報では、自らの検索歴を元にパーソナライズされた検索の精度が上がれば上がるほど、すぐに自分の探しているものは見つかるようになり、快適なウェブ生活が送れるようになります。しかしその快適さの代償として、予想もしていなかったあらたなもの〝未知との遭遇〟

の機会が減ってしまいます。数々のイノベーティブなアイデアが偶然の機会から出ていることを考えると、ネット検索アルゴリズムの過剰な最適化による偶然性の排除は、創造性の観点からすればむしろマイナスになるはずです。予想もしていなかった出会いは、システムにとってはノイズや雑音としてなくしてしまいたいものかもしれませんが、人というオーガニックなシステムの強みは常にノイズや雑音を内包し、それをかならずしもロジックでは説明できないあらたな価値観につなげる能力をもっていることです。最適化された検索アルゴリズムに想像力が閉じ込められてしまわないように、図書館や本屋に行き、紙の本のページをめくり、パーティーや宴会で人と話し、旅行して現地に足を運び現実に触れ、留学し異国の地に住んで、たくさんの未知と遭遇することが相対的視野と批判的精神の育成に大きく役立つのです。

わかりやすさの弊害

ところでスマートフォンの便利さの弊害と関連して、わかりやすさという価値の過剰な追及という風潮がいまの日本にはあるのではないかと懸念しています。これはスマートフォンに限った問題ではありませんが、ＩＴ技術の進歩とあいまって、情報の洪水のなかでメッセージを伝えようとすれば、伝わりやすさ至上主義をとらざるをえなくなります。〝商品を売る〟という経済的な価値に重きをおく広告業界的なアプローチでは、わかりにくいこと・難解なことにまったく価値はありません。しかし、複雑な事象について頭を使ってよく考える力を培うのは、大学で学ぶべき大切なリベラルアーツの力です。すこし難しい本でもすぐに投げ出さずに読み通す力を大学で身につけなければ、文学や評論文を読みこなすことはできないでしょう。また学問の世界では、複雑さそのものに価値の本質があることがよくあります。また、単純化してしまえばその学問的価値の本質が失われてしまう場合も多々あります。広告業界で使われるマーケティング手法としての簡略化やフレーミングの過剰な使用は、学問の本質的な価値をゆがめてしまうのです。その端的で不幸な例が、理研神戸でSTAP細胞の発表の際に用いられた、STAP細胞を瞬時に変身する魔法少女に見立てたフレーミングでした。

教師は生徒に難しい内容をわかりやすく説明するのが仕事であるというのは誤解です。教師のもっとも大きな仕事は、生徒に学ばせることであり、かならずしも教師が教えることではありません。教師が教えることのできる授業時間は限られています。教師は生徒を動機付けすることにより、授業時間を超えて学びの習慣をつくるのが仕事です。すべてをわかりやすく説明してしまっては、生徒が自ら苦労して理解するための機会を失ってしまいます。自ら苦労して理解することの喜びが、生徒が学習することへの動機付けへとつながります。教師はときとしてあえてわかりにくい教え方をすることも必要です。教師の説明がわかりにくいので、生徒が教科書で調べてやっと理解できた瞬間は、教師が反面教師として創造的に機能する重要な瞬間でもあると思います。

大学教育の効果

「こんなに一生懸命教えているのに、大学生の力はほとんど伸びていない」と嘆いている教師の方が少なからずいらっしゃいますが、先生方の感覚はかなり正しいのではないでしょうか。英国での調査によると、大学の入学前と入学後の総合的な学力を比較した結果、その伸びは平均すると約7パーセントであったと報告されています。大学教育による総合的な学力に対するインパクトは、控えめに表現してもあまり大きくないのです。総合的な学力とは、問題解決能力、情報収集・理解力、コミュニケーション能力など知的能力の根幹を占めるものですが、このような能力は大学に入る前にすでにほぼ完成してしまい、大学教育で伸ばすことはあまり期待できないことを英国での研究成果は物語っています。大学教育に比べ、総合的な学力向上にはるかに大きなインパクトをもつのは、初等教育や幼児教育ではないでしょうか。

このような知的能力の根幹となる総合的な学力は、〝教養ある人間〟のベースになるものです。教養のベースとは、パソコンにたとえればコンピュータのOSとか、CPUのクロック数に相当するものです。大学で教養を教えるといっても、この教養のベースは入学前にすでに完成しているので、ほとんど伸ばすことができません。できてもマイナーなアップデートぐらいではないでしょうか。大学で学ぶことのできる教養とは、知識の部分と考え方の作法の部分のみですので、さしずめ最新のアプリケーションをインストールすることが大学での教養教育に相当します。

このように大学教育が学生の教養のベースに与える影響は非常に控えめであり、学生の知的な基本性能の飛躍的アップは望めません。むしろ大学教育の主たる目的は、専門性を高めることでしょう。さきほどのパソコンでの比喩を用いれば、専門的なアプリケーションをインストールしたり、専門的な周辺機器とのインターフェイスを構築したり、専門的な知識のデータベースへのアクセスをできるようにすることが専門教育における人材育成に相当します。このような教育モデルは、おそらく理系の大学教育や大学院教育の姿をよく表していると思います。

しかし大学教育の目的は、上手な教養教育の補完と、専門性教育の追求だけではありません。大学教師が教養教育と専門教育を行う際に、直接的・間接的に教えなくてはならないのは、批判精神ではないかとわたしは考えます。批判精神とは、ひとつの考え方に偏らず、多様な考え方を容認する態度であり、相対的な視点を取り入れる力です。とくに相対的な視点を取り入れる力は大切です。なぜなら、このような考え方ができるかどうかで、社会に出てからの生き方が大きく左右されるからです。大学を卒業後、社会に出て働き始めれば、そのうち多かれ少なかれ何らかの挫折を経験して、社会に押しつぶされそうになることを経験するでしょう。経済優先の社会状況では、利益を最優先する会社の価値観は単純で強力です。その単純で強力な経済的な価値観に対抗できる少なくとももうひとつ別の価値観の軸を身に付けておかなければ、社会での挫折から立ち直ることは難しいでしょう。経済に駆動される単一の価値観に対抗できる相対的視野や批判的精神は、刹那的で厳しい社会を生きていくために、必ず必要なものです。相対的視点や批判的精神は、大学時代のすこし変わった恩師の授業やゼミでの経験、またクラブ活動やボランティア活動などの課外活動でのさまざまな背景をもった人との出会い、そして留学でまったく価値観の違う異国の地で暮らした経験など、社会に出てからはなかなか経験できないような大学時代の体験を通して育まれるものです。

批判精神を教えるといいましたが、大学教師の使命は、じつは教えること（Teaching）

にその本質があるのではありません。大学教師の使命とは、むしろ学生を動機付けし学び（learning）を推進することにあります。講義室で教えている時間は限られていますから、講義室外で文献を読み込んだり、レポートを書いたりいかに勉強させるか、自ら学ぶ気にさせるかが教師の仕事です。単位取得をインセンティブとしてうまく使いながら、予習、復習、レポート提出を通じて、学生が自ら調べて学ぶことをうまく動機付けすることが教育のインパクトを高めるコツだと考えます。そもそも教育の本質とは、動機付けと才能の選別です。学生が生徒を動機付けし、自ら学ぶことを推進しながら、要所要所で入学試験など選抜を行います。そのなかで優秀な、より高いレベルでの学習が可能な人材を選別し、よりすぐられた人材に専門教育とさらなる動機付けを行うことを繰り返していきます。この動機付けと選抜というサイクルのなかで、学ぶ側である学生は試行錯誤して学習目標を達成することを学びます。

学生は学校での勉強の経験を通して、試行錯誤の作法を学びます。つまり成功体験でモチベーションを上げることだけでなく、失敗してもそこから学びアプローチを変えて再挑戦するという作法を学校での経験を基に学ぶのです。この試行錯誤の経験を社会体験に応用することが、挑戦するマインドセットを育むとても重要なプロセスなのです。

大学教師はロールプレイである

教師が講義室に入り黒板の前に立ち、これから授業を始めますと宣言すれば、学生は席に着き、おしゃべりをやめる。どうしてこんな奇跡のようなことが起こるのでしょうか。100人の学生が教師の話を聞くために席について静かにすることは当たり前のように思うかもしれませんが、自然にこのようなことは起こりません。このような奇跡とも思えることが起こるのは、教師は教師という役目を、学生は学生という役目をともに演じているからです。大講義室で100人以上の学生を前に講義をするためには、教師には教師を演じる演技力が必要になります。そもそも授業の成立は、教室という非日常空間で教師と生徒はともにそれぞれの役目を演じているというフィクションの上に成り立っているのです。授業が成立するのは、わたしの授業が面白かったり、役に立ったり、また生徒たちが教師のことを尊敬しているのが理由では必ずしもありません。授業という枠組みのなかで、教師役と生徒役をその時間の間は演じるという暗黙の約束があるからこそ授業が成立します。授業という枠組みがなければ、教師の面白くもない話に興味をもつ人はほとんどいないでしょう。試しに昼休みに講義室に行って、そこでお弁当を食べている学生を前に講義をしてみればわかります。授業中という枠組みがなければ教師の話を一生懸命聴く生徒は皆無です。

教師を演じることが授業が成立するための大前提ですから、授業中は、教師は徹底的に演じなければなりません。本音を語る授業や本音を語る教師というのは原理的には存在しないことになります。教師が教室内で語る言葉はあくまでも教師という役目から発せられたセリフです。セリフである限り、すべてがかならずしも本心である必要はありません。授業の究極の目的（＝学びと理解を促す動機付け）を達成するためには、教師は常にその教師役という立場から、授業の目的に合致した発言をしなければなりません。極論をいうと、授業の目的のためならば、本心ではなく嘘を語ることも許されるはずです。

わたしには大学で教えている間、授業の目的達成のためにずっとつき続けてきた嘘があります。「大学時代はちゃんと授業に出て勉強した」と嘘をついてきました。わたしが大学で勉強した一九八〇年代半ばは、まだコアカリキュラムなど医学教育が整備されるずっと前でしたので、授業は担当教授の裁量に任されていました。このころは大学がまだまだレジャーランドのようであり、社会に出る前のモラトリアムな時期として、自由に過ごすことが許されていた長閑な時代でもありました。留年こそしませんでしたが、大学時代はボランティア活動、学習塾でのアルバイト、運動部での練習、大学祭の企画運営など数多くの課外活動に取り組み、充実した大学生活を送っていましたが、真面目に授業に参加した時間はわずかでした。また教授にもおおらかな人が多かったので、学生が授業に来ることをはなから期待していませんでした。とある内科教授の授業では、学生数十人とともにたまたまわたしが出席していると、「こんなに天気がいいのにお前ら授業に来ること以外にすることがないのか」と遊ばずに出席していることを半分冗談で咎められました。結局わたしが真剣に勉強を始めたのは、最終学年の6年生になってからのことです。友人とともに卒業間際に追い込みのグループ学習で国家試験対策をして、なんとか医師免許を手にすることができたのでした。

大学生時代はこのように本業よりも課外活動と社会勉強に精をだしていたにもかかわらず（していたからこそ）、学部を卒業して医師になってからは、大学院でじっくり研究と勉強がしたいと思っていました。また学部卒業時の成績はかなり悪かったので、まわりの誰も予想もしていなかったと思いますが、卒業したときから大学教授になって、研究・教育・臨床に携わりたいという人生計画をもっていました。しかし、その頃は成績も悪く競争力のない〝普通の人〟でしたから、成績優秀者がこぞって入局する内科や外科の大きな花形の舞台では埋もれてしまい、相手にされないだろう、いつまでたっても芽が出ないだろうと考え、入局先はマイナーな科である麻酔集中治療学講座を戦略的理由半分、指導者や仕事の魅力半分で選びました。

教師は自分のことは棚に上げなければならない

大学時代は真面目に授業に出席し勉強したわけではないわたしですが、大学教師として教壇に立つときには、自分自身の過去の振る舞いはすべて棚に上げています。〝自分のことを棚に上げる〟ことが、教師にとってとても大切な振る舞いであると考えています。自らの大学時代の経験や振る舞いがどういうものであろうと、そういうことはすべて棚に上げて、いまの教育の基準にのっとり学生を教えなければなりません。自分が大学時代にあまり勉強しなかったからといって、学生があまり勉強しないことを公に容認するわけにはいきません。理想の教師像に要求されるような、人格的にも優れた人物である必要もかならずしもありません。実際の人格はどうであれ、そのようなことはいったん棚に上げて、求められる教師を演じることが教師の使命であると考えます。社会人として10年20年生きてくれば、いいことも悪いこともやってきたしみてきたでしょう。理想とか建前だけでは生きていけないことを身に染みて感じてきたかもしれません。しかし、そういうことは棚に上げなければ、教師というものは成立しません。つらい経験や自分の挫折をいったん棚に上げて、教師は教室ではまず建前を教えなければなりません。授業がフィクションの上に成り立っている以上、建前というフィクションを排除すれば、授業は成立しなくなるはずです。

授業中、教壇に立ち講義をしていると、自分が教えることを生徒が熱心にノートにとったり、自分の指示に学生が従順に従う様子を目にし、自分は教育という重要な仕事を行っているとか、学生から慕われていると錯覚することがあるかもしれません。忘れてはならないのは、大学教師が生徒に対してもつパワーの源泉は、〝単位を認定する権限〟であるということです。単位取得が学生のそもそもの目的だということを忘れてはいけません。学生が教師の授業に知的好奇心をまったく感じていないというつもりはありません。知的好奇心を感じるということの前にまず、単位取得という目的が生徒にはあるのです。わたしの授業が単位取得を目的としない、純粋に知的好奇心にドライブされるノンクレジットの授業であれば、参加者はおそらくいまの10分の1になってしまうでしょう。

いまの学生は知的好奇心が少ないとか、学問に対する興味をもたないと教師が嘆くのはお門違いです。知的好奇心をくすぐることだけを頼りに、学生を集めるようなすばらしいエンターテイメント性のある授業を、毎回することのできる大学教師がどれだけいるでしょうか。すべての授業に知的好奇心を全開で望んでいれば、学生のほうが精神エネルギーを使い果たしてしまうでしょう。知的好奇心に働きかけるエンターテイメント力も、エンターテイメントにより刺激され消費される知的好奇心も、ともに貴重で有限なリソースです。常時消費できるほど豊富にあるわけではないのです。現実には、大学の授業は単位を取得するための作業として行われています。その作業のなかに、いくらか知的好奇心に働きかける内容を盛り込むことが教師に求められる創造性です。単位取得というインセンティブを使うことにより、知的な内容をより深く理解するための学習を促進することができるでしょう。あくまでも単位取得というインセンティブが大学の現実的な授業のなかでは主役です。しかし知的好奇心に働きかける内容がまったくなければ、その授業は苦痛な作業になってしまいます。知的な内容はあくまでも脇役ですが、持続性のある動機付けには必ず必要な要素なのです。

わたしを含め多くの大学教師は教員免許をもたず、フォーマルな教育のトレーニングを受けていないので、授業の内容や方法は自分が受けた授業での経験に大きく依存しています。経験論重視のため、自分は学生のときこういう風に勉強したので、目の前の学生もそうすべきだと、経験を基準に考えがちです。しかしわたしを含めて大学の教官には変わり者が多いので、その変わり者がやってきたことをそのまま素直にいまの学生に当てはめることができないことを肝に銘じなければなりません。変わり者の経験はなかなか一般化できないのです。大学教師はたいてい変わり者なので、自分自身が変わり者であることを受け入れ、自分自身の大学時代の経験をとりあえず棚に上げて、授業をしなければなりません。

教育が世界を変えるのか

教育の効果を科学的に実証するのは非常に困難です。科学的に効果を判定するためには因果関係としての原因と結果のつながりを証明しなければなりませんが、教育の場合には原因と結果の間に長い時間があり、その間に他のさまざまな要因が影響するので、〝脱連結〟が起こり、直接因果関係を証明することを困難にします。この脱連結が翻って、ある結果に対して対応する原因をなんでも挿入することを可能にしてしまいます。社会人教育や会社での社員教育では頻繁に、原因と結果の〝脱連結〟をもとに、奇妙な主張が成立しています。たとえば〝便所掃除をする〟という原因と、〝営業成績が伸びる〟という結果を結びつけて、営業成績を伸ばすためには便所掃除をしろという主張を社長が作ることが可能になってしまいます。さらに奇妙で厄介なことに、この脱連結を利用した滑稽な主張に共感する人が日本には大勢いるのです。脱連結の起こるような条件下では、時系列上の古い(原因)と新しい(結果)の順番さえ間違わなければ、工夫すればそれらしいさまざまな因果関係をでっちあげ、教育の効果について自分にとって都合のいいストーリーを導き出すことができるのです。

テレビの街頭インタビューで、学校教育についての質問(例:「日本の英語教育はこれでいいと思いますか」とか「日本の道徳教育についてどう思いますか」など）をすれば、たいていの人は自分の意見を披露します。これは多くの人が教育問題に興味をもち、みんなが一家言もっていることを示しています。教育は身近な問題であり、だれもが学校教育を受けた経験がありますので、自分の経験から教育についてなにかを語ることが可能です。さらに教育では脱連結が起こりやすく、どんな問題でも教育の原因と結果という文脈で語ることが可能になってしまいます。教育問題は国会の予算委員会と同じで、すべてのことが関係していると主張することができるので、どんな問題でも語ることができるのです。

厳密な証明が要求されないなら、〝教育は世界を変える〟と主張することが難なくできてしまいます。この主張は理想論やスローガンとしては間違ってはいません。またわたしも予算申請などで教育の効果を最大限主張したいときには、このような表現を使うこともあります。しかし忘れてはいけないのは、教育というシステムは社会という全体的システムの内側にあるサブシステムにすぎないのです。したがって、教育を改革することによる社会へのインパクトは限定的であると理解するのが普通の考え方です。逆にいえば、社会全体を改革することなく、教育だけを改革しても大きなインパクトを期待できないのです。

日本人はリスク回避傾向が強く、自分から主体的に変化を起こすことを望まない国民気質がある反面、上から強制的に全員に変化をもたらす改革は受け入れてしまう奇妙なところがあります。内容を細かく吟味せずに、さまざまな行政改革や教育改革が進行していきます。改革が進行する日本を、小説家の金原ひとみは著書『持たざる者』のなかで、「日本には過剰な焦りがある」と表現しています。登場人物のエリナはイギリスに移り住むのですが、イギリスを「文化と伝統が重んじられ、日本に比べるとそこそこ世論が固まっていて、新しいものがない世界」と表現する一方、さまざまな改革が進行し社会サービスが過剰になっている東京での生活に思いをはせ「今、日本に帰ったら、私はあの国に巣食う焦燥感に体を隅々から食われて消えてしまいそうな気がする」と表現しています。

改革とは壮大な社会実験です。日本で入試改革や大学改革などさまざまな教育改革が終わりなく続くのはどうしてでしょうか。社会実験においてもっとも恐れるべきことが、unintended consequence つまり本来意図していなかった予想もしていないことが起こることです。生きる力や考える力を伸ばすためにゆとり教育を取り入れる改革は、目的とした生きる力や考える力は伸びずに、逆に学力の低下という unintended consequence を起こしました。えてして針は思わぬ方向に振れるのです。したがって、なんらかの教育改革を行えば、本来の目的が達成できたかどうかとは別に、unintended consequence としてのあらたな問題が発生し、その問題を解決するために次の改革が必要になるのです。基礎医学研究の成果が、あらたな答よりも多くのあらたな問いを生み出すので、基礎研究活動には終わりがなく常に発展途上です。同じように教育改革にも終わりがなく、常に発展途上ですので、毎年必ず予算が必要となってきます。

知的好奇心で欲望を煽る

大前研一氏は、日本の内需が好転しないのはお金があっても使わない日本企業と日本人の欲望が低いことが問題であると指摘しています。大前は「この低欲望社会の原因を究明し、野心と欲望を国民がもつようにすることこそ、日本の経済学者に課せられた課題だ」と語っています（Nikkei BP Net 2015–2–18）。この問題提起を受けてわたしは考えました。低欲望社会を脱する重要な鍵が、知的好奇心ではないか。低欲望社会を脱するためにアカデミアができる大切なことが知的好奇心を刺激することだと考えます。

科学研究は理性によって推進されてきたと思われがちですが、ニコラス・ウェイドが『背信の科学者たち：論文捏造はなぜ繰り返されるのか？』で検証しているように、歴史的にみて科学研究をドライブするものは、知的好奇心と立身出世願望という2種類の人間の欲望という感情です。このふたつの欲望のなかでも、知的好奇心は宇宙物理学者の佐藤文隆氏によればワンダーともいわれ、科学と社会との接点を形成する重要なアンカー的役割を果たします。非専門家である大衆が科学の成果の価値の詳細を理解することはできません。大衆は科学をワンダーと感じるかどうか、ロマンがあるかどうかという個人的な価値尺度で鑑賞します。科学は常に発展途上の未熟な状態であることを余儀なくされますが、それゆえにワンダーやロマンという可能性という幻想を使って、大衆の好奇心を煽ることにより、注目を集め、自らが生き延びるための資金を集めます。集めた資金により科学が発展し、社会に具体的に貢献できる目処がつけば、煽りモードは鎮めモードに移行し、実質的な経済成長に貢献します。科学が煽りモードから鎮めモードに移行するプロセスが、イノベーションです。科学というワンダーが、測定可能な経済価値を生むまでに成熟することをイノベーションとよぶことができます。しかし科学がワンダーのまま煽りモードがどんどん続けば、さらなる資金投入が要請され、バブルが起こるかもしれません。いずれにせよ科学はワンダーを通じて大衆の欲望を煽り、経済を回すことができる。煽りが鎮めに移行してイノベーションが起こる場合もあれば、煽りが煽りを生みバブルが起こる場合もあるのです。知的好奇心を刺激することができるなら、基礎研究と応用研究のどちらが優れているという優劣はありません。研究者本人の価値観とはまったく別の次元で、大衆にはワンダーという評価軸で科学研究を鑑賞し、煽られることを潜在的に切望しているのです。

第9章

「脳トレ」としての英語
──英語で頭を鍛えて賢く長生きする

言語は、私たちの器官の一部分であり、それよりも複雑なものはない。

ルートヴィヒ・ウィトゲンシュタイン（哲学者）

あなたは英語を話すとき、頭がぼーっとしますか、それとも頭が冴えますか。もし頭がぼーっとするのなら〝外国語副作用〟に襲われているのかもしれません。もし頭が冴えるのなら〝外国語効果〟に祝福されている可能性があります。本章では、英語学習が脳と身体に与える効果について考えます。

英語できんが、なんで悪いとや！

子供のＩＱテストに関する研究で有名な教育学者フローレンス・グッドイナフ教授は「ＩＱテストの点数で子供が精神遅滞（mental retardation）と分類されるような点数をとる最大の原因が、外国語を教えているからだ」と一九二六年にJournal of Experimental Psychologyに発表した論文で指摘しました。本来なら理科、数学、国語の勉強に割かれる時間的また知的リソースが、外国語の勉強に食いつぶされることにより、子供の知的能力が伸び悩んでいるという主張です。英語が母国語のアメリカでも、学校でスペイン語やフランス語などの外国語を学ぶことは簡単ではないのです。グッドイナフ教授の論文の影響は大きく、成績の悪い子供には、外国語を勉強する努力や時間を、理科や数学や国語など主要な科目に割り振る指導をしたほうが得策であると考える小中学校教師は少なくないといいます。

福岡博多のある名門高校は男女共学進学校として有名です。高い大学進学率を支えているのは厳しすぎる受験用数学の授業で、数学ができない生徒は学校では人間扱いされず、ついには自殺者まで出てしまいます。この受験地獄を呪う生徒は過剰な受験ストレスに耐え切れず、ついにはキレて爆発、「数学できんが、なんで悪いとや」と叫び、猟銃をぶっ放して教室に立てこもります。これは一九七八年に公開された日活映画で、若き日の浅野温子のデビュー作でもある「高校大パニック」の有名な1シーンです。日本人の多くが英語に苦手意識をもっているなか、グローバル化を意識する企業や大学が、英語を話せる人材を重用し、英語ができない人間が肩身の狭い思いをしている場面が増えています。「英語できんが、なんで悪いとや」と暴れだしたくなる人もきっといることでしょう。

いまや、日本人の英語力を高めることは、日本の国際競争力を高め、〝グローバル人材〟を育成するための国家戦略のひとつです。小学校低学年からの英語授業の導入や、授業そのものも英語で運営をすることを推奨するなど、国の推進する英語学習は多くの議論を巻き起こしました。小学校低学年からの英語学習に対する反対意見の有力な根拠のひとつが、上記のグッドイナフ教授の議論と本質的に同じものです。学習のリソースは限られているので、国語（日本語）をしっかり学ぶべき時期に、英語を学ばなければならなくなると、結局国語の勉強も英語の勉強もおろそかになり、学力低下につながるのではないかという〝英語の副作用〟への懸念です。

英語で話していると頭がぼーっとしませんか？

グッドイナフ教授が90年前に懸念した〝外国語学習の副作用〟は、国語をしっかり学ばねばならない初等教育の文脈で語られてきましたが、日本では成人に対する〝英語の副作用〟を心配している人たちもいます。東京大学文学部教授で心理学者の高野陽太郎氏は、あまり上手でない英語を使っていると、脳の知的リソースが英語で話す活動に消費されてしまうので、問題をじっくりと思考するためのリソースが奪われてしまい、日本語で会話しているときよりも、知的レベルが低く評価されてしまうと指摘しています。ざっくりいえば、慣れない英語で無理に会話をしようとすると、単に表現が稚拙になるだけでなく、頭がぼーっとしてしまって、普段よりバカにみられるのが悔しいという切実な問題です。

この〝英語副作用〟問題を提起した高野教授は文系の先生ですが、理系でも同じような懸念が存在します。理系研究者の集う日本××学会総会などのアカデミックな集会では、よく海外から演者を招き、シンポジウムや特別講演を開きます。日本国内で行われる学会で、参加者の大部分が日本人であっても、少数の海外からの参加者との活発な議論をするという目的や、若い日本人研究者の英語力をアップさせる目的もあり、公用語を英語にする学会も増えてきました。しかし、そこで一部の参加者から常に出てる不満が、英語では内容に関する議論が深まらないという懸念です。実際に公用語を英語とした学会のシンポジウムでは、会場の日本人参加者からの質問は少なく、一部の英語に自信のある留学経験者だけが質問し、内容に関する深い議論がかならずしもできないことがいまもまだよくあるように思います。

また、日本人が海外の学会で口頭で発表する場合には、事前に完璧な読み原稿を作って入念に練習し、発表本編は原稿を読み上げることでそつなくこなし、海外の聴衆にも内容をよく理解してもらえたとしても（いや、内容をよく理解してもらえたからこそ）、聴衆からの質問に、ちゃんとした知的な回答ができないことがしばしば起こります。質問者の英語がよく聞き取れなかったり、回答の表現が稚拙であることも影響しているでしょうが、〝英語副作用〟により思考能力が低下してしまっているのかもしれません。

英語を学習することは他の学習とのトレードオフなのか

やはり英語が苦手な日本人にとっては、英語を勉強することは負担であり、精神的・時間的リソースを費やさねばならないので、英語ができるようになるためには、別のなにかを犠牲にするというトレードオフの考え方になってしまうのも無理はありません。前述したグッドイナフ教授の考え方も、外国語を勉強することにより理科・算数・国語の学力をつけるための勉強がおろそかになるというトレードオフの考え方でした。しかし世界の言語学者、心理学者、教育学者の最新の臨床研究は、母国語と外国語がかならずしもトレードオフの関係にあるわけでなく、特定の重要な領域においてはwin–winの関係にあることを明らかにし始めました。

たしかに母国語と外国語を使うことは、最初は脳の知的リソースを取り合うかもしれません。しかし、脳にはすこし負荷をかけたトレーニングによって、知的作業をするためのキャパシティーを拡大することができる可塑性があることを聞いたことがあるでしょう。〝パズルや脳トレなどで鍛えれば頭の回転が良くなる〟というイメージです。2つの言語が最初は限られた脳の知的リソースを取り合うことで、頭がぼーっとするかもしれません。頭がぼーっとしている間は、脳のエグゼクティブ機能とよばれる物事を正しく認識し、判断をくだす能力が低下することは、容易に想像できます。この段階がおそらく高野らのいう〝外国語副作用〟の状態です。

しかし、母国語と外国語の2つの言語を使うトレーニングを続けると、まさに効果的な〝脳トレ〟になるようです。バイリンガルに近づくにつれて、外国語副作用がなくなっていくだけでなく、母国語しか話さない人に比べて、外国語を話す能力とは無関係な脳のエグゼクティブ機能が鍛えられて強化される〝外国語効果〟があることが、いくつもの臨床研究で示されてきました。正しく物事を認識し、論理的な判断をくだすための脳のエグゼクティブ機能が高いことは、学業成績や社会に出て知的な仕事をする能力と相関することが知られています。したがって、たとえ日本語しか使わない環境でも、バイリンガルをめざして英語を継続して学習することは仕事をする能力を高める効果が期待されます。

さらにバイリンガルの日本人が、日本語ではなく英語を使って仕事をするときには、間違いの少ないより良い決断がくだせることを示唆する研究結果も報告されています。人は仕事や日常生活のさまざまな場面でいくつもの決断を日々していますが、その判断は常にいろいろなタイプの認知バイアスの影響を受け、しばしば歪められています。たとえば、患者が心臓の手術の説明を受けるときに、医師から「この治療法は死亡率5％です」と説明を受けた場合と、「成功率95％です」と受けた場合には、患者の印象は大きく変わるでしょう。同じ事実を説明していますが、死亡にフレームした前者に比べ、成功にフレームした後者のほうが患者は安心して積極的に治療に同意するという決断をくだすでしょう。また、コンビニの缶コーヒーのコーナーで「カロリー95％オフ」と「カロリー5％残留」という宣伝文句は、同じ事実を異なったフレーミングで説明しています(オフ vs. 残留)が、ダイエットに興味のある大多数の消費者にどちらの宣伝文句が有効かは明らかでしょう。

最近の研究によると、バイリンガルの日本人が母国語で考えたときと、英語で考えたときを比べると、英語で考えたときのほうが認知バイアスによる認知の歪みが少なく、より合理的な判断をくだせることがわかってきました。認知科学や行動経済学の知見によれば、人の脳には便宜上システム1とよばれる直感的で〝速い思考〟を担当する部分と、システム2とよばれる熟考する〝遅い思考〟を担当する部分が協調して働いています。直感型のシステム1はほとんど精神エネルギーを消費しないため、日々の生活における判断の大部分は、熟考型で多くの精神エネルギーを消費するシステム2を休めて、システム1によりほぼ無意識のうちに行われています。日常生活の大部分は省エネモードで運用されているのです。しかしシステム1はあまり深く考えない直感型思考であるため、たやすく認知バイアスに騙されてしまいます。認知バイアスに抵抗するためには、精神エネルギーを使ってでもシステム2を意識的に起動して、「なにかおかしいんじゃないか」と注意深く考える熟考型思考をする必要があります。しかし、脳はできるだけ省エネモードで運行するようできていますから、エネルギー消費の大きいシステム2を意識的に立ち上げるのは簡単ではありません。

日本人であれば当然、日本語を何の苦もなく使うことができるので、日本語で仕事をしているときには、システム1優位の省エネモードで考えることが多いのですが、たとえバイリンガルになっても、英語を使うときには注意深くなり、システム2が起動しやすくなると考えられます。英語を使うときには不自由さが残るゆえに、かえって注意深い熟考型システム2が立ち上がり、直感型のシステム1のくだす騙されやすい判断を常にチェックします。よって認知バイアスの悪影響に抵抗ができ、より合理的な判断がくだせると考えられます。

たしかに、英語力が十分鍛えられていない段階では、高野のいう外国語副作用によりトータルな思考能力は低下するかもしれません。しかし、英語力が伸びてくるにつれて、日本語に加えて英語を使うという〝脳トレ〟効果に加え、熟考型思考を立ち上げる習慣が形成されるようになり、むしろトータルな思考能力は向上すると考えられます。

英語を話すと健康で長生きできる

任天堂DSなどのゲームを使うことによる〝脳トレ〟が、もしかすればボケ防止に使えるかもしれないと期待されていますが、前記のように英語にも〝脳トレ〟効果があるのであれば、英語を話すことは、脳の健康になんらかの好影響を及ぼすかもしれません。

二〇一三年にNeurologyに発表されたインドと英国のグループの論文「バイリンガルは教

育や移民ステータスに関係なく認知症の発症を遅らせる（Bilingualism delays age at onset of dementia, independent of education and immigrationstatus, Neurology 2013. 81：1938)」は、391人の母国語に加えて英語を話すバイリンガルな人々と、それとマッチした257人の母国語しか話さないモノリンガルな人々をレトロスペクティブに調査した結果、バイリンガルであると認知症の発症が4.5年遅い傾向があることがわかりました。この研究成果はＢＢＣニュースでも「第二言語を話すことはボケ防止につながるかもしれない（Speaking a second language may delay dementia, BBC News 2013-11-07)」として取りあげられ、インタビューに答えた研究者は「２つの言語を同時にまたは適宜スイッチして使用することがBrain trainingになるのではないか」と、バイリンガルの認知症抑制効果のメカニズムについて語っています。

その後も、アルツハイマー型認知症やパーキンソン病において、バイリンガルであることがなんらかの〝脳保護〟効果があることを示唆する論文がいくつも発表されています。バイリンガルであることの〝脳保護〟効果については、前向きの臨床治験をすることがきわめて困難なので、いままでのところの知見はすべて後ろ向き研究によるのですが、そのメカニズムについてはfMRIなどを使った研究からバイリンガル特異的な脳の活性化が示され、バイリンガルによる〝脳トレ〟効果があることはほぼ間違いないようです。

英語ができる者はますます有利になる

英語があまりできない段階では、表現が稚拙でうまくコミュニケーションがとれないだけでなく、知的リソースを英語に消費されるため、〝頭がぼーっとして〟考える力まで低下してしまい（外国語副作用）、まったく仕事力を発揮できない悲惨な状態に陥ってしまいます。しかし自己嫌悪に陥りがちな、このどん底の時期を乗り越えて英語力が上昇していけば、コミュニケーションが円滑になるだけでなく、〝脳トレ〟効果が現れ、脳のエグゼクティブ機能が向上し、認知バイアスにとらわれにくいシステム２優位の熟考型の思考法も身につきます。したがって英語力の向上にともない、知力や合理的思考力も向上し、日本語・英語の双方の環境で高い仕事力を発揮できるようになると思われます（外国語効果）。

さらに英語力が向上しバイリンガルに近い状態が何年も続けば、〝脳保護〟効果により誰もがリスクのある認知症の発症を何年も遅らせる効果を享受できる可能性があります。つまり、英語ができれば仕事力が向上するだけでなく、健康寿命が延びることにより、高い仕事力を発揮できる期間が長くなるかもしれないのです。このように英語ができない人は〝頭がぼーっとして〟仕事ができずにどん底の気分に落ちてしまいますが、それを超えてバイリンガルレベルまでの英語力を身につけた人は、日本国内でも英語圏でも発揮できる高い仕事力を手にし、さらにはボケずに長生きできるという二重三重の相乗効果で高い国際競争力と国内競争力の双方を見につけることができると期待されます。

競争力をつけるための英語勉強法

英語ができれば思考力の向上だけでなく、健康寿命も延長し、相乗効果でますます競争力が出ます。思考力の向上は、たとえ日本語でしか仕事をしない言語環境でも、より高い仕事力が発揮できることにつながるというとてもお得な情報をお話ししてきました。これを聞けば、英語学習に対するモティベーションがきっと強くなったと思いますが、さてそれではいかにして英語ができるようになればいいのでしょうか。

この章でお話しした英語の思考力向上作用や、〝脳保護〟作用について、その作用機序は完全には解明されていませんが、おそらく〝脳トレ〟のような効果によるものと思われます。つまり、脳にある一定の知的負荷をかけることにより、脳の可塑性を利用して、たとえばシナプスのあらたな結合を促したり、脳の特定部分の活性化により血流を増加させ、神経栄養因子の分泌を促したりしているのかもしれません。もし英語を使うことが〝脳トレ〟であるからこそさまざまな有用な効果があるのならば、英語による知的負荷は必須であるはずです。負荷をかけてある程度苦しい思いをしなければ、そもそも英語力自身も伸びないでしょうし、英語の思考力向上作用や脳保護作用も期待できないはずです。つまり、英語学習は（ある程度）苦しくなければならないということになります。

英語学習が苦しいということを受け入れるとして、次に英語力向上の効果が出るには、どんな勉強法を選ぶにせよ、ある程度の期間持続する必要があります。しかし苦しすぎると動機付けが難しいため、学習は長続きしません。英語学習初期は稚拙な英語表現と聞き取りもほとんどできないためコミュニケーションが成立しないという苦しみと、〝外国語副作用〟により頭がぼーっとする苦しみの二重苦により、道のりがあまりにも険しいためたやすく挫折してしまいます。英語の学習法にかかわらず、特別な語学の才能のない普通の人にとっては、楽しいだけの英語学習はありません。英語学習の二重苦、三重苦を、〝英語のどん底〟を味わう時期が必ずあります。この〝英語のどん底〟をいかに乗り切るかが、英語力向上の最大の鍵です。

どんな英語勉強法にも〝英語のどん底〟はつきものです。そして、英語の脳トレ効果を享受するには、どん底を経験することが不可欠なのです。英語のどん底を乗り切るにはかなりの覚悟が必要なので、趣味で英語を勉強しているぐらいでは、どん底を乗り切ってバイリンガルにはけっしてなれません。どん底を乗り切るまでは、自分はなにがあっても逃げないという強い覚悟が絶対に必要です。〝英語のどん底を乗り越えなければ自分の明日はない〟というぐらいの当事者性がなくてはなりません。英語ができなくては生きていくことができないぐらいの緊急性と当事者性を感じていなければ、英語のどん底は乗り切れないでしょう。おそらく、生きていくうえで英語が絶対に必要な人にしか、このどん底は乗り切れません。しかし英語のどん底さえ乗り切れば、あとは上り坂です。コニュニケーション向上に加え、二重三重のポジティブな相乗効果で、英語を使って勉強や仕事をするのが楽しくなっていくはずです。

教養としての英語学習／留学しての切実な当事者型英語学習

強い必要性と当事者性が英語のどん底を乗り切るには必須であることを述べました。別の言い方をすれば、現在英語ができなくても生活に支障のない人は、英語の切実な必要性がないわけですから、英語のどん底を乗り切ることは難しいでしょう。それでも、生きて行くうえで大きな問題はないわけです。英語を使って勉強や仕事をする以外に方法がないという切実な必要性がない英語学習は、たいていは自己啓発的な教養としての英語学習です。バイリンガルになる必要性もなく、教養としての英語学習は、勉強すること自体が目的ですので、さまざまな英語学習リソースを試してエンジョイすればいいと思います。

バイリンガルレベルまで英語力を伸ばしたければ、強い必要性と当事者性を持ち込まなければなりません。明日から英語で仕事をしなければならないとか、英語しか使えない逃げの効かない環境に身を置く以外に強い必要性と当事者性を手に入れるよい方法はありません。強い必要性と当事者性を手に入れれば、英語学習の方法は極論すれば学習がコンスタントに継続する限り何でもいいのです。いまは英語学習のリソースがありすぎて困るぐらいです。スタンダードな方法で、実際の仕事や勉強の現場での英語環境に近い形で学習すればそれでいいのです。

留学して英語だけしか通用しない環境で数年間勉強や仕事をする経験は、英語学習に対する強い必要性と当事者性を否応なく産むので、〝英語のどん底〟をすぐに経験し、乗り切る絶好の環境を与えてくれます。留学先の職場や学校で日本人ばかりでつるんで、日本語で会話してしまう場合をのぞけば、3年も留学すればほぼ確実に英語のどん底を乗り越えることができると思います。英語のどん底を乗り越えれば、あとはひたすら上り坂ですから、趣味で英語を勉強するのと同じぐらい楽しく、向上は早いと思います。

留学中の英語勉強法

留学さえすれば英語が話せるようになるといっているわけではありません。わたしはいままで拙著『研究者の仕事術』(羊土社刊)で、30歳以上の男性であるならば、2〜3年留学したとしても英語力があまり伸びないこともよくあるので、年を重ねたなりの経験や人間力を総動員して、不完全な英語力を補完しながらコミュニケーションするのがよいと書きました。また『研究者の英語術』(同社刊)では、30歳以上の男性は2〜3年留学しても英語が流暢に話せるようになれるわけではないので、あまり会話は期待せず、研究者の仕事に不可欠なライティング力の向上に努力するほうが、強いキャリアを形成するためには得策であると書きました。

英語学習の初期は稚拙なコミュニケーションの問題、〝頭ぼーっと問題〟、間違った英語を話すのは恥ずかしいという〝恥の問題〟などがネガティブな相乗効果を生み、二重苦三重苦のため、学習すればするほど状況が好転しないばかりか、悪くなっていくようにさえ感じられます。コミュニケーションもできず、ネイティブの小学生以下の知能しかもたないような頭のぼーっとした最低の人間だと自己嫌悪に陥る〝英語のどん底〟へと落ちていきます。しかし、本書で強調したいことは、いちど留学してしまえば、ギブアップして緊急帰国でもしない限り、このどん底を受け入れ、努力と根性で乗り切るしかないのです。どん底でも英語学習をやめなければ、そのうち這い上がることができますが、強い必要性と当事者性がなければ、どん底で学習を続けることはできません。

留学すれば、どん底を経験し、下り坂の最下点を超えて、少なくとも上り坂の始めの方までは到達できるでしょう。どん底を過ぎて上り坂の始まりに到達することが、留学の最大の効用であると思います。留学中にどん底さえ過ぎてしまえば、あとは上り坂しかありませんから、帰国して日本で仕事をしていても、英語学習の動機付けを維持するのはそれほど難しくないはずです。どん底を過ぎてしまえば、努力に応じて英語力は向上します。そのうち二重三重の相乗効果で、英語力と仕事力がともに向上していけば、毎日が楽しくて仕方なくなるでしょう。

第10章

なぜわれわれは若者に留学を勧めるのか

まずはっきりさせておこう。「自分探し」など徒労に過ぎない、ということを。

斉藤環『文脈病』

「医学のあゆみ」に連載された「〝教養〟としての研究留学」とは、留学を終えて帰国後10年程度経過した研究者や医師を筆者が訪ねてインタビューし、留学の長期的なインパクトを検証する企画でした。ここに掲載する8人の留学経験者との対談を終えて振り返ってみれば、いろいろな話のなかでインタビュアーであるわたしが繰り返していたのは「どうしてわれわれは留学をし、留学でなにを学び、そして若い人にどうして留学を勧めるのか?」という問いかけでした。本書のサブタイトル「若者に留学を勧める大人に知ってほしい大切なこと」が示すように、8人との対談で浮かび上がったこの問いかけを深めるために本書を執筆しました。読者を8人との対談へと誘う第10章では、〝私たち大人はどうして若い人に留学を勧めるのか〟について考えます。

若者は現代を写す鏡である

〝最近の若い人は留学しなくなった〟は頻回にメディアで取り上げられ、問題化されますが、注意深く統計データをみてみると、若者たちがかならずしも留学しなくなったわけではなく興味やキャリアパスの多様や二極化が起こっているのです。にもかかわらず、大人たちは印象論として〝最近の若い人は留学しなくなった〟と確信しています。実際の統計データやその解釈がどうであろうと、印象論としての社会的な現象〝最近の若い人は留学しない〟問題は現代日本に存在するのです。ここで〝最近の若者が留学しない〟問題について語ることは、さらに事実を歪め、誤解を助長する可能性がありますが、その根底にある大人の問題意識を引きつづき議論する価値があると考えます。いまの日本には、経済的な理由や雇用動向の悪化などから、留学を抑制する周辺事情は現に存在しますが、そのような問題を無視して、〝最近の若い人は留学しない〟問題は語られています。最近の若者は内向き志向になったのではないかとか、インターネットの発達によりネット上でさまざまな情報を集めたような気になれるので、海外に出向いて行く必要を感じないのではないかという印象論的切り口から語られています。

内向き志向という現象はかならずしも若者だけに限ったことではありません。たとえば企業で中堅にあたる40歳代の社会人をみても、海外に出て行ってこれからもどんどん新しいことをやりたいと考える〝外向き志向〟と、現状をなんとか維持することでよしとする〝内向き志向〟の二極化がみられます。成熟した世代（＝大人）は行動が現在の社会情勢だけでなく過去の経験に縛られます。とくに過去の積み上げてきた経験に大きな影響を受けるのではないでしょうか。しかし、若い世代は縛られるべき過去の経験がないぶん現在の状況により強く影響を受けます。社会に出て数々の問題に直面したとき、経験の少ない若い世代は自分を守る巧妙な処世術を身につけていないため、ストレートで原始的な適応行動をとりやすいのです。最近の若者が保守的に行動するようにみえるのであれば、それが最近の社会の状況に対するストレートな適応反応ではないのでしょうか。若者の行動は現代の社会を写す鏡です。現代社会を生きる大人の姿も間接的に映し出します。最近の若者について批判や期待などなにかを述べるということは、最近の社会について、そしてひいては最近の社会に生きる自分自身について言及していることにならないでしょうか。若者が現代社会を写す鏡として機能することを考えれば、最近の若者の気質や行動を批判して溜飲を下げることは、結局は自分に返ってくるブーメランのような再帰的性格をもっていることを忘れてはいけません。

〝最近の若者はなぜ留学しなくなったのか〟から始まる大人の自分探し

〝最近の若い人は留学しない〟問題をベタに受けて、私たち大人は若い人に留学を勧めることを要請されるわけですが、私たちはいったい誰に向けてなにを語るのでしょうか。私たちが留学について語るときに、表面的には若い人たちに向けてのメッセージの体をとっています。しかし、いっけん若い人に向けてのエールやアドバイスの形をとっていても、そのじつは別の対象に向けて語っているのではないかとわたしは疑っています。かつて留学を経験した人が若い人に留学を進めるという背景には、古き良き時代の自分の留学経験を懐かしく思い出し、自慢話として聞かせたいという留学ノスタルジーの気持ちが大きいかもしれません。この留学ノスタルジータイプの語りには、若い人に留学を薦めるという形式をとりつつも、じつは自分に向けて語るという再起性の構造があるはずです。この再起性の語りの根底には、大人が若い人に留学を勧める行動を通して、大人自身が自分探しをしているという二重構造があることに気づきました。

冒頭の精神科医・斉藤環氏の言葉のように、〝自分探し〟はかならず徒労に終わる運命にあるのですが、どうして私たちは自分探しをしてしまうのでしょうか。「わたしは昔、○○大学に留学していて、最初は英語もできずにとても苦労しましたが、いま思い返せばとても良い経験をしたと思います。」と、留学経験者はよく語ります。お酒の席で饒舌に自分の経験談を語り、またブログ、ツイッターやフェイスブックで自分が食べたもの、行ったところ、みた映画や読んだ本の感想を語ります。私たちはどうしてそんなに語るのでしょうか。斉藤はフロイト・ラカンを引用してこういいます。精神分析的には人は〝語る存在〟であるがゆえに、癒されない欠如を抱えている。人は自らを語り尽くす言葉をけっして手にすることはない。人は他者の語る言葉のネットワークのなかに〝存在させられる〟と。これが人は自分を語り、自分を探さずにはいられないが、自分ではけっして自分を語りつくし、自分を探し出すことができない理由です。

留学をしたことがアイデンティティーの重要な部分となっている人ほど、留学について語らずにはいられないのですが、留学について語れば語るほど、自分自身について語ることになっていきます。自分自身について一生懸命語れば語るほど、語り尽くせないジレンマに陥り、さらに語りたい欲求をつのらせます。しかし一定の年齢になれば、自分探しはみっともないという認識と分別はあるので、自分に対してではなく、少なくとも外見上は誰かに向けて留学について語る、つまりコミュニケーションしているという大義名分が必要になってきます。その大義名分が若者に対する留学についてのアドバスではないでしょうか。

若者に対して留学のアドバイスをするという体をとる大人の自分語りは、自己言及の正当化だけが目的ではありません。自分探しではけっして見つけることのできない自分は、唯一他の人が語る言葉のネットワークのなかにだけ〝存在させられる〟ことが可能なので、大人が留学経験というフックを引き金に始めた自分探しを完結させる方法が、若者に留学について語ってもらうことなのです。ですから、留学経験がアイデンティティーの一部になっている大人は、若い人たちにも自分と同じように留学に憧れをもち、実際に留学し、そしてそこから重要ななにかを学びたいと思って欲しいと期待しているのです。そのためのコミュニケーションを始めるときに〝どうして最近の若い人は留学をしなくなった？〟という論点は非常に都合の良い〝ネタ〟として機能します。そしてまさに本書もこの〝最近の若い人が留学しない問題〟を起点にして、筆者が8人の研究者・医師とさまざまなトピックについて対話し、その対談内容をもとに執筆しました。本書が留学経験を重要なアイデンティティーとする大人の自分探しをメタ的に体現しているのです。

自分探しする力が必要とされる時代

さて〝自分探し〟と聞くと、多くの人がネガティブな印象をもつでしょう。とくに大の大人が自分探しをしていると聞くとなおさらで、眉をひそめる人も多いのではないでしょうか。自分探しという言葉は、夢見がち、未成熟、地に足がついていない、放浪癖、仕事ができない、辛抱がない、ニート等々の一般的には社会人として好ましくない資質を表す言葉を連想させます。「本当にしたいことは何だろう」とか「誰かに本当に必要とされているのだろうか」とアイデンティティーの危機に直面したり、他者からの承認が不足したときに人は自分探しをしてしまいます。大の大人が自分探しをするのは、日本だけのことではありません。歴史をたどれば、アメリカのヒッピー文化は自分探しの亜型といえるでしょう。二〇一四年のハリウッド映画「Wild（邦題：わたしに会うまでの1600キロ）」は、家族の問題をきっかけにリース・ウィザースプーンが演じる中年女性が自分探しの旅に出る実話小説に基づいたロードムービーです。アイデンティティーの危機に陥った主人公は、仕事や家族を捨て、アメリカ西海岸を南北に縦断するパシフィッククレストトレイルという山道なんと1,600キロを94日間かけてバックパックひとつでひたすら歩くことで自分探しに折り合いをつけるという、常識的な社会人の基準からすればとても信じられないようなとんでもない話です。1,600キロといえば青森から福岡まで本州を縦断する距離です。自分探しがこじれると、本州を歩いて縦断するはめになるのです。

自分探しとは、はたして悪いことなのでしょうか。一般の意見とは相容れないかもしれませんが、わたしは自分探しがちゃんとできる能力はこれからの社会を生きていくうえで不可欠なスキルではないかと考えています。終身雇用制が生きていた古い社会では、ひとつの会社でひとつの職種を定年まで勤め上げればよかったので、社会人としてのアイデンティティーはひとつで済みました。そのような社会では、大人の自分探しは異常事態に分類されてしまいます。しかし、流動性が高まるこれからの社会では、いくつもの異なった仕事を柔軟に継続していく連続エキスパート（Serial Mastery）とよばれる職業モデルが要求されると、ロンドン・ビジネススクールのリンダ・グラットン教授は予測しています。したがって大人は定期的に自分探しをすることが日常になっていくでしょう。

自分探しとは、試行錯誤のことです。変化の大きく不確実性の高いこれからの社会でしなやかに生きていくためには、試行錯誤する能力やスキルが欠かせません。ところで、あなたは〝正しい〟試行錯誤のやり方を知っていますか。学校では試行錯誤のやり方を教えません。なぜなら大人の自分探しが必要なかった昔の世界では、自分で試行錯誤する必要がなかったからです。日本社会は伝統的に失敗を許容しない空気があります。試行錯誤とは挑戦し、失敗し、そこから学び、改善し再び挑戦するというサイクルを成功するまで続ける振舞い方です。試行錯誤には失敗がつきものですが、失敗を許容しない環境では試行錯誤を学ぶことはできません。日本の学校では、〝正しい〟試行錯誤のやり方を教える先生がいないのです。

〝正しい〟試行錯誤のやり方とは、ただ単に〝挑戦→失敗→失敗からの学び→改善→最挑戦〟というサイクルを成功するまで繰り返すだけではありません。そこでは、なにを試行錯誤の対象にするかがより大切です。まず目的があります。その目的を達成するための手段を最初に試行錯誤します。手段に試行錯誤のサイクルを適応し、目的を達成するためのあらゆる手段の最適化を試みます。試行錯誤による手段の最適化でうまくいき、当初の目的が達成できればめでたしめでたし、成功体験が刻まれます。しかし、手段の試行錯誤をすべて試してもうまくいかない場合もあります。その時は目的を試行錯誤します。目的の根底にある価値観を損なわない範囲で、目的を微調整し、微調整したあらたな目的にあった手段をさらに試行錯誤で最適化します。このプロセスを繰り返すことで、自分の価値観の許容範囲を知ることができ、自分とは異なった価値観を受け入れるための柔軟性の素地も生まれるのです。

〝正しい〟試行錯誤のやり方を身につけていれば、〝わたしの本当にしたいことは何だろう〟とアイデンティティーの危機に直面したり、「わたしは誰かに本当に必要とされているのだろうか」と他者からの承認の不足に当惑しても、自分の振舞い方（手段）や自分の価値観（目的）を試行錯誤で最適化することにより、現実問題と自我の問題に折合いをつけることができるので、自分探しはうまく収束します。そうすればウィザースプーンのように1,600キロ歩く必要はないわけです。ここで強調したいのは、自分探しは問題ではありません。問題なのは自分探しをこじらせることであり自分探しをこじらせてしまうと、すべてを捨て1,600キロ歩かなくてはならなくなるわけです。自分探しをこじらせないためには、〝正しい〟試行錯誤のやり方を身につけ、正しく自分探しをする力を使う経験を積んでいけば良いのです。

研究留学した人間のアカウンタビリティー（Accountability）とレスポンシビリティー（Responsibility）

大学教育のもっとも重要な使命が人材を育成することであるとすれば、教育の効果を短期的なパラメーターのみで評価するのは不十分であるばかりでなく、完全に間違った判断をくだしてしまう危険性があります。人材育成には時間がかかります。人には大きなポテンシャルや可塑性があるとはいえ、成人期以降に良くも悪くも急激な変化をもたらすことは困難でしょう。洗脳など特殊な方法を除いては、人はゆっくりとしか変わりえないのです。そしてゆっくりとした変化だけが持続性（Sustainability）をもちえます。次世代の日本を担い、国の競争力の持続的な向上に寄与できるような人材を育成するという〝大事業〟の効果は、やはり少なくとも10年という長期的な枠組みで評価しなければならないのです。

良薬口に苦し〝A good medicine tastes bitter〟とは、けっして単なる昔のことわざではなく、現代の医療でもしばしばみられる教訓です。たとえばその一例を、心臓病の治療薬にみることができます。心不全の治療では、短期的には患者の症状を改善する抗不整脈薬が、長期的にはむしろ心不全で死亡率を上げてしまいます。しかしβブロッカーは短期的には症状を改善しないばかりか一時的に悪くすることもありますが、長期的には心不全による死亡率を低下させることが証明されています。短期的な効果だけをみれば、誤った治療薬を選択してしまう可能性があるのです。

同じことが人材育成に関してもいえます。人材育成を短期的な視点でみることの最大の問題（盲点）は、〝優れた〟教育はえてして短期的にはネガティブ・インパクトがあることです。たとえば読者の何人かは、小中学校のときに教師から受けた拳骨《げんこつ》のありがたみが、成人になって初めてわかった経験があるのではないでしょうか。また、大学時代に単位をとるのに苦労した憎たらしい教授の授業が、社会人になって振り返ってみると、一番役に立っているということはないでしょうか。

研究留学の短期的な成果は、学会発表や論文発表などの業績で計ることができるでしょう。しかし、留学という教育の成果については、かならずしも短期的な視点でのみ語られるべきものではありません。留学がもたらす成果は長期的にどのようなインパクトをもたらしたかという観点から議論されるべきです。

税金を財源とする国からの留学奨学金を受けたり、助手休職扱い等で公務員の給与をもらいながら留学したのならば、なおさらアカウンタビリティーとレスポンシビリティーがあるのではないでしょうか。かつて大学から研究留学した多くの人は、国の税金を一部使って留学しました。わたしを含め多くは非常に質素な生活をしていましたが、公的資金から援助を受けているかぎり、なんらかのアカウンタビリティーとレスポンシビリティーが要求されます。

研究留学した人間には、短期的な成果に対するアカウンタビリティー(Accountability)、たとえばどれだけインパクト・ファクターの高いジャーナルに論文を発表することができたかだけでなく、その長期的な効果を、後輩たちに伝えるレスポンシビリティー（Responsibility）があります。そこでわたしは留学した人間のレスポンシビリティーを果たすという観点から、「〝教養〟としての研究留学」というインタビュー企画をたちあげました。ここでは、「医学のあゆみ」に連載された8人の研究者や医師の方々との対談記事から、そのエッセンスを取り出して再掲します。

対談編

対談 ❶

「不自由さ」のなかで自分を鍛える

椛島健治 Kenji KABASHIMA

（京都大学大学院医学研究科皮膚科学 教授）

◎ 1996年京都大学医学部卒．1996年より横須賀米海軍病院，京大皮膚科（宮地良樹教授）にて臨床研修後，1997年より米国ワシントン大学にて内科・皮膚科のレジデント，visiting clinical fellowを行う．京大神経細胞薬理学（成宮周教授）にて博士課程を終了後，2003年よりUCSF免疫学（Dr. Jason Cyster）へ2年間，基礎研究で留学．その後，産業医大皮膚科（戸倉新樹教授）を経て2008年に京大に戻り，2015年6月に教授就任．皮膚免疫の多様性の不思議に魅了され，現在はその機序の解明と臨床応用について研究中．趣味はブログ更新（http://www.kenjikabashima.com/blog/）とマラソン・トレラン．

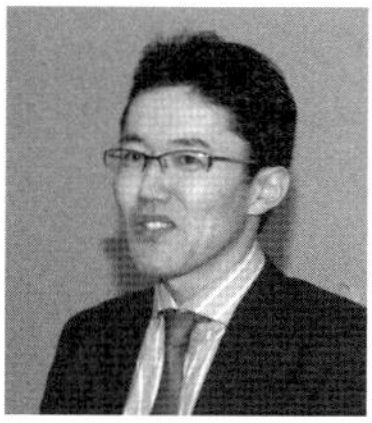

留学してリスクを分散する

島岡　椛島先生は留学する前に最初から2年間と決めて行かれたとのことですが，かつては留学を決めたときに，すでにエグジットプラン（出口戦略）がしっかりしている人の方が多かったと思います。引っ張ってくれるメンターや医局の力があって，エグジットプランがある程度しっかりしているから安心して留学に行きやすかった面もあると思いますが，最近そういうメンターシップというか「しがらみ」が徐々に弱くなってきているように感じています。

椛島　そう思いますね。ただ日本にずっといても任期付きが多いですし，次の職の保証はない。エグジットプランのあるなしはもちろんあると思いますが，なんとなく若い人たちの傾向として，漠然とした不安を抱えている印象を受けます。研究を始めるときも，昔は上の人が「これやってみたら」といったら「はい，やります」という感じでしたが，今の人たちは「それをやっていつごろ論文になりますか」とか「学位とれますか」とか，不安があると先に進めない，それは全体的な傾向ですね。

島岡　いわれてみればそうですね。それは時代背景なのか、教育の質が変わったからなのか。京大ならば世界的にもトップレベルで、卒業生は能力的にはどこに行っても遜色なく研究できるはずですよね。

椛島 教育もあるかもしれないですが、何となく世界の閉塞感、先行き不安感でしょうか。かつては普通にしていれば生きていける社会であったのが、いまは普通に大学に行っても就職できないかもしれない。そういう雰囲気が若者の思い切りを妨げているのかもしれません。

島岡 私も同様の印象を持っていて、みんな不安なのですよね。だからリスクを最小化したい気持ちはわかるのですが、残念ながらその戦略が間違っている。若い人はリスクを最小化しようと思って、手に入りやすい安全そうなものにしがみつきます。でも実は、他人と同じ安全な選択に身を任すことは、自らを容易にコモディティ化してしまい、長期的に見ると最もリスクの高い選択なのです。本当にリスクを最小化するには、リスクを分散するしかないのですね。コモディティ化を防ぐという意味では、みんなと同じことをするよりも、海外へ留学に行く方が長期的にはむしろ安全な選択ではないかと思います。

椛島 たしかにリスクを分散することはすごく重要だと思いますね。留学はもちろんそのひとつだと思いますし、たとえば臨床と研究を両方行うこともリスク分散です。基礎だけではなくて、臨床もやりながら研究することによって、むしろおちついて研究できることもあります。

無知を活かすという戦略

椛島 留学するにしても、今は情報が多すぎて留学先をなかなか自分で決められないですね。

島岡 どういう情報をほしがるのでしょうか。上司なり先輩に留学先を紹介してほしいということでしょうか。

椛島 そこに行けば大丈夫、という留学先を紹介してほしい気持ちがあるように感じます。ただ、昔は上の先生が言ったからそこに留学するというパターンが多かったのが、今は自分で選んでいいよというパターンが増えて、それにうまく対応できていないのかもしれないですね。情報を集める意味ではいろいろな人に話を聞くことはいいことだと思うのですが、自分がどんな研究をしたいのかあまり考えていない人も多い。島岡先生はやはり明確なビジョンがあって留学されたのですよね。

島岡 当時、私は接着分子のことしか考えていなくて、接着分子をやっている研究室以外のことには全く興味がなかったのです。インターネットから得られる情報も限られていましたので、選択肢があまりありませんでした。今は情報があふれているので多くの選択肢があって、それ自体はよいことのはずなのですが、情報の信憑性や優先度を判断することは容易ではないので、かえって情報に惑わされているのではないでしょうか。情報の信憑性の判断にはその分野での経験がものをいうので、留学経験者で信用できる人に相談することは、最初の一手としてはよいと思います。先日、研究留学をめぐって門川俊明先生（慶應大）と広田喜一先生（関西医科大）との鼎談*をしたのですが、その時の結論は、よきも悪きも若い人は無知であるから、むしろ無知を強みとして活かして上の人の意見に従った方が間違いが少ないのではないかということでした（笑）。

椛島　そうかもしれないですね。知識も経験も少ない若い研究者に好きな研究をやらせてもなかなかうまくいかないのと同じことだと思います。

島岡　何が将来性のあるテーマかは、ある程度経験を積まないとわからないですよね。若い人が自分で考えると、今よい論文が出ているテーマだからといった選び方になります。だから若い人にどこへ留学に行けばいいですかと聞かれたときは、「ここへ行け、責任はとらんけど」と言ってあげます（笑）。それに素直に従ってみるという考え方も面白いと思いますね。

＊「特別鼎談・研究留学—Ten years after」医学のあゆみ 239巻8・9号に掲載

PIの責任

島岡　椛島先生がPIとして、自分のラボに来て欲しい人材というのはどういう人ですか。

椛島　最低限のコミュニケーション能力は必要ですね。研究はチームや他施設との共同研究で進めることも多いですから。そして、この病態の機序を解き明かしたい、などの熱いモチベーションをもった人ですね。さらに言うと、自分で問題解決することが楽しいと思える人。問題にぶつかった時に自分なりに考えて解き明かすことが、またそこから実験を組み立てていくことが面白いと思える人でないと、将来PIになれないですからね。

島岡　私もいつも思うのは、自分でアイデアを付け加えて、どんどんプロジェクトに付加価値を与えていけるような独立心のある人が欲しいですね。しかし実際はそんなに優秀で独立心のあるような人はいつまでも自分のところには居続けませんから、そこにジレンマがあるのです。将来的に独立してＰＩになるけれどもある一時期を自分と過ごしてくれる人は、強いインパクトを与えてくれますが、全員がそういうわけではない。それ以外の、中間レベルにある人のおかげでチームとして成り立っているわけですよね。

椛島　ＰＩになってグラントを取ったりする責任を負うのは嫌だけど、自分が個人的に研究している分は楽しいから、それをずっと続けていければいいと思っている人たちも確かにいますね。

島岡　企業に行けば、自分のやりたいこと以外のこともしないといけないけれど、研究所にいる限りは研究が好きならば楽園のような時間が過ごせる。ただそれがずっと続くかどうかわからないし、それに甘んじるとリスクになっていきますね。

椛島　石坂公成先生のラボでは、ポスドクにはＰＩになれるかどうかを確認させる5年間を徹底的に送らせるというのです。学会でプレゼンさせるとか、将来の研究計画を立てさせたりするなかで、ポスドクに自分はそういうことに向いているかどうかを自問自答させるのが石坂先生の仕事だったと。おまえは向いていない、だからこの道を続けるのはやめた方がよいと示してあげるのが、一番大切な仕事だと。

島岡　それはすばらしい考え方ですね。その人がその道に進む価値があるかないかを教えてあげる責任をメンターは負っているということですね。

椛島　ＰＩでもその責任をとるのが嫌な人は多いと思います。そういうことを言って恨まれることもありますし。基礎の教室の世界と臨床の教室の世界は少し違う点もありますが、ＰＩの重要な責任だと思っています。

「論文を書く」ための教養

島岡　「Nature」姉妹誌が続々とできて、ＰＩにとっては難しい時代になりました。「Nature」も「Nature Immunology」も、研究の質は基本的には同じですが、「Nature」ではいかに専門外のエディターや読者を納得させるように売り込むかが求められて、それこそ研究の内容や質ばかりでなく、ＰＩのプロデュース力が必要になります。

椛島　同じデータでも論文の書き方で評価はまったく変

わってきますからね。たとえばイントロダクションで、この論文はどういう重要なテーマで、こういう解き明かされていないテーマがあって、それをこうやって明らかにしたすごく重要なものなのだというストーリーをいかに読み手を惹きつけながらアピールできるか。そういうところを、留学時代のボスのジェイソン・シスター先生などは本当にうまく作文します。約○○年前にこんなことが記載されている、その問題はこの○○年間こういうアプローチが試みられてきたけれど解き明かされていなかったと。しかも、種を超えてそれがアフリカツメガエルでのこういう観察にあったとか、ストーリーを大きく持っていきながら説明することによって、聴衆が聞き入るような話ができるのですね。

島岡　特殊な問題を扱いながら、同時に普遍的に語ることができるということですね。教養の定義とは「実際に役に立たないことである」と考えている人がいますが、それは根本的に間違っていると思います。彼らが言う教養は雑学（Trivia ; pieces of information of little importance or value）のことであって、教養（リベラルアーツ Liberal Arts ; academic subjects distinct from professional and technical subjects）ではないのです。本当の教養というのは、実学の知識や技術を適正に行使するための基礎力を築くものだと思っています。

挫折を乗り越える

島岡　椛島先生が留学されたなかで、何か失敗談みたいなご経験はありますか。

椛島　アメリカに臨床で留学した時、最初の3カ月の経験が私にとっては一番辛いものでした。まず基本的な知識やアメリカのシステムに慣れていないなかでERを任されて、一晩で10人ぐらいの入院患者さんを担当させられるのです。そこで患者さんが言っているプライベートな事情とかが、医学用語しか知らない自分にはよくわからない。患者さんの救命処置をしている時に、周りから英語でばーっと興奮して話されると、何を言っているのかわからないのですね。3カ月目のローテーションに入る前に内科プログラムのディレクターから「君のローテーションは3カ月目はＩＣＵだけど、いまの状態でＩＣＵを任せるのは心配だ。ローテーションをずらした方がいいかもしれない」と言われましたから、最初はすごく評価は低かったと思います。

その時は、毎朝8時から患者さんの状態に関するプレゼンテーションがあるのですが、朝4時には起床して、病院へ向かう車の中で運転しながらひたすらプレゼンの練習をしたり、早朝の静かな病棟で夜中に起こった患者さんの状況をチェックしたりしていました。日本語は最初の数カ月は一度も使っていないように思います。しまいには夢も英語で見ていました。当初は「クビになって荷物をまとめて日本に帰らなあかんくなるかな」というくらい追い込まれてとても辛かったのですが、結局3カ月目にICUに入った後は徐々にこなせるようになってきて、プログラムが終わる頃には評価もトップレベルだったと思います。あの時ほど辛いことは多分もうないのではないかと思いますね。

島岡　乗り越えられたのは、先生に信念があったからだと思いますが、それ以外に何かありますか。

椛島　私は非常に楽観的な考え方をするほうで、結局辛いことはいつか必ず終わるのです。たとえば、大きな学会でプレゼンテーションしなくてはいけないときに、私は結構緊張するタイプですから、そういう状況があるとそれに向けて必死に練習して、プレッシャーですごく嫌な思いをしますが、いずれは必ずその学会も終わるのです。時というのは必ずやってきて、そして過ぎ去っていってくれます。例えば仮に留学が失敗してどんなに辛かったとしても、その辛い時期は必ずどこかで終わりが来るのですね。

島岡　それは私もすごく共感できますね。どんなに辛いこともいつか必ず終わるというのは、楽しいこともどこかで終わってしまうということの裏返しですが、そういうメンタリティーをもっていると強いですよね。

不自由さのなかで鍛える

島岡　留学の副産物としての日本語コミュニケーション力向上を考えてみたいと思います。数年留学しただけでは英語は流暢にならないのですが、常に英語で話さなければいけないという不自由なコミュニケーション経験をしたからこそ、日本語のコミュニケーション力も向上するチャンスがあるのではないでしょうか。そういう視点でみると、留学の意味、実利のひとつとして強調できるのではないかと考えています。

椛島　コミュニケーションをとることで苦労するという経験ですね。人の話をきちんと聞くことができない人というのは、自分は聞いていると思い込んでいたり、自分が言っていることが通じていると思い込んでいるからコミュニケーション能力がないわけですが、外国に行けば通じていないのだと肌で感じざるを得なくなります。

国内でも新しい環境にどんどん移っていくことは重要なことだと思います。アメリカやドイツでは大学を卒業したら基本的にほかの大学へ研修に行きますし、ポスドクはまた別のラボに行ったりして、そこでまた新しい人間関係を築いていくことをやっていきますよね。でも日本では卒業した後もほとんど自分の大学にいて、出向病院ぐらいは行くけれども、そこも関連病院なので、それなりに気心の知れたところで仕事ができてしまう。

島岡　すでにコミュニケーションの前提ができていますよね。お互いのコミュニケーションの基盤をゼロからつくるという努力は必要ないわけです。

椛島　私は基本的に新臨床研修システム自体はうまく機能していない点が多いと思っていますが、若い人が一度違う社会に飛び込む機会を提供するという点では結構メリットがあるのではないでしょうか。

島岡　医局のつながりとは関係なしに新しいところに飛び込んでいくことで、コミュニケーションを磨く機会になっているということですね。いったん外に出て、環境をがらりと変えないと見えてこないことがありますからね。

椛島　そのとおりです。留学の意義のひとつは、自分というもの、アイデンティティを様々な観点から深く考えることではないでしょうか。それまでの自分の単位は家族であり、医局であったのが、外国で生活すれば自分は日本人であるということを意識せざるを得なくなって、自分というものを捉える角度や単位に広がりが生じます。日本とアメリカではシステムがどう違うのか、日本がどういう点で勝っているのか、劣っているのか、そういうことが分かることによって、日本に帰ったら自分は何をしなければいけないのかという、あらたな意識も生まれてくるのだと思います。

（医学のあゆみ241巻8号「〝教養〟としての研究留学」第1回より抜粋）

対談 ❷

誰も行かないところに行く「勇気」

藤井直敬　Naotaka FUJII

（理化学研究所 脳科学総合研究センター 適応知性研究チーム・チームリーダー）

◎1965年広島生まれ．1991年東北大学医学部卒業．同大医学部眼科学教室にて初期研修後，同大大学院に入学．1997年博士号取得．1998年よりMIT McGovern Institute Graybiel Labにて上級研究員．2004年より理化学研究所象徴概念発達研究チーム・副チームリーダー．2008年より現職．主要研究テーマは，コミュニケーションと社会脳の神経機構の解明．著書に『つながる脳』（NTT出版，第63回毎日出版文化賞），『ソーシャルブレインズ入門<社会脳>って何だろう』（講談社現代新書）ほか．

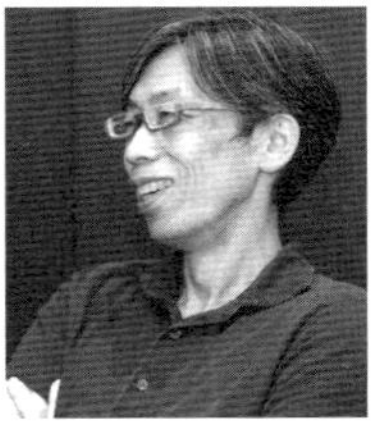

「怖いもの知らず」の強さ

島岡　藤井先生は一九九八年にMＩＴに留学されましたね。

藤井　僕が行ったラボはサルの研究を新しく立ち上げたいということで、僕はスタートアップ目的で呼ばれました。そのラボの論文を見るとサルの論文が出ていたのですが、実はその論文は日本でサルの研究をやった人との共著論文で、実験は日本でやっていたのですね。よく事前に事情を調べていなかったので、サルの実験セットアップがあると思っていたらなくて、正直いえば半分だまされた気分だったのですけど、それはそれでセットアップから行うのも楽しかったですね。

島岡　後から考えればアンビシャスだけど、リスキーなプロジェクトですね。研究者にとって経験が足りないというのは、どちらかというと弱点になる場合が多いのですが、あえて無知を強みにしようと思ったら、知らないがゆえに「怖いもの知らず」なことをする必要がありますね。

藤井　そういうのがわかるのは後からですね、「何でそんなところに行ったのだ。勇気あるな」ってある研究所の先生に言われましたが、そのときは事情を知らないから勇気もなにもないですね。結果的に知らないうちに危ない橋を渡り切っていた、みたいなことですから。

英語で大事なのは？

島岡　ＭＩＴに7年留学された後、二〇〇四年に日本に帰ってこられましたね。米国でのポジションを探そうと思われていたわけではないのでしょうか？

藤井　もちろんそのままアメリカに残ることもオプションとしてあったのですが、英語で2割ぐらい損していたら、同じ能力の相手に負けるじゃないですか。それってすごく自分の中で許せなかったんですね。自分の才能がフルに評価されないのは、こんな悔しいことはなくて、だったらとりあえず日本でポジションをとってから、また戻ればいいやぐらいの気持ちで戻りましたね。

島岡　留学前は日本ではかなり英語を勉強して行かれましたか？

藤井　「行っちゃえ」に近かったですね。たまたま東北大の教室では、アメリカ人の英語の先生を週に1回、ラボに連れてきて英会話のレッスンをしてくれていました。それは結構役に立ったというか、1年半ぐらいだったと思いますけどね。留学期間は6年半ぐらいでしたけど、自分がしゃべっている英語って本当にひどいなってずっとコンプレックスで、英語で損していることってすごく多いなと最後まで思っていましたから。

島岡　英語で話す・読む・書くは、もちろん全部できるに越したことはないですが、ある程度トレーニングの仕方も違うし、あるところまでは別の能力になると思うのですが、そこはどう感じられますか？

藤井　どれが一番大事かと言われたら、やっぱり話して聞くことじゃないですかね、研究者として生き残るという点を含めてもね。どの世界でも結局は人との関係ででき上がるので、いくら自分が物をいっぱい知っていたとしても、それはあまり評価の対象にならないですね。物知りって昔は価値がありましたけど、今はあまり価値がないですね、検索すれば済む話だから。だから、むしろ相手と普通に話せるとかのほうがすごく大事なんじゃないかなと思いますね。

知識に代わるものは「勇気」

島岡　知識自体の価値が昔より低くなってきて形骸化して

いることは、非常に重要なポイントだと思うのですが、それでは知識にかわって、価値を増してきたものは何でしょうか。

藤井　分野にもよりますが、要素還元の考え方、問題をすべて小さくしてブレークダウンしていく方法が結構行き詰まっている感があって、一個一個の答えはなんとなく出てくるのだけど、全体はどうなのということは、多分これから揺り戻しで出てくると思いますね。それをやるには仮説検証型じゃだめですね。むしろ逆方向の探索型アプローチをしなきゃいけないのだけれども、それってすごく勇気が要るのですよ、何が出てくるかわかんないから。

だから、知識はすごく大事だけれども、知識を使う正しい場所に行くための「勇気」といいますか、今までだれも行かなかったところに行く勇気をもって、そこで知恵を使えればよいのですけどね。地図のないところに行かないと、いままでの研究で困っていた問題の答えは出てこないのではないかというのが、僕のサイエンスに対するスタンスになっていますね。だから、知識にかわるものはなにかと言ったら「勇気」ですね。

島岡　研究するうえでのパラメーターに「勇気」というのは通常はなかなか入ってこないのですが、じつは昔から私も非常に重要視してきました。そこで、どうやったら勇気を持てるのかを教えてください。

藤井　私が日本に帰ってきてそれまでと全然違うことを始めたのは、理研の入来篤史先生のチームの副チームリーダーになって「好きにやってもいいよ」と言われた時ですね。それまで自分が使ったことがないようなお金の裁量を任されて自由度がすごく上がっちゃったので、最初はどうしたらいいのか途方に暮れていました。しかしその時に入来先生から「藤井君ね、今は戦国時代じゃないのだから、失敗したって玉とられることはないから」と言われてから、考え方が大きく変わったのかもしれません。

島岡　どんな環境が勇気をもって挑戦することを後押しするのかに関して、2つの仮説があります。ひとつは背水の陣にして退路を断ったほうが、強制的に勇気が出て挑戦できるという考え。もうひとつは、安全な逃げ道やセーフティーネットがあったほうがリラックスして内発的勇気が出て、むしろ挑戦しやすくなるという考えです。藤井先生は後者に近いケースに思えるのですが、職人気質の人は前者の背水の陣がよいという人が多いのですね。しかし、それでは逆に縮み上がって動けなくなって、かえって勇気が出ない人もいるはずです。

藤井　自由度が狭まる可能性がありますね。たとえばバンジージャンプでも、ロープなしで飛びおりる人はいないですけど、飛びおりるには勇気が要ります。現代の僕らの生活ってバンジージャンプみたいなもので、飛びおりるのに勇気は要るのだけど、飛びおりたって死にはしない。それにはっと気がついて、じゃあ飛んでみようと思ったのが今のスタイルに繋がっていますね。

島岡　セーフティーネットというと言い過ぎかもしれないですが、挑戦したって死なないとか、失敗しても玉とられないとか、それを自分で実感することは非常に大切だと思います。

技術は裏切らない

島岡　ソーシャルブレインズという研究テーマは、独立する前から戦略的に考えて選ばれたのでしょうか。

藤井　ソーシャルブレインズという、とくにサルを使った脳研究は、仮説検証型ではないハイリスクな探索型研究のためか、僕がやっているようなアプローチをとる人はあまりいません。実験対象となる個体は物事の判断を常に瞬間の文脈に応じて切りかえているというのがソーシャルブレインズの考え方ですが、そうすると一頭一頭の性格も違うし、他との関係性も違うし、相手が変われば自分の地位も変わって、絶対的なものはどこにも置けないのです。すべてが相対的になるのです。でも相対的なものって科学にならないのですね。どっかに1個くぎを打って留めない限り、科学じゃないのですね。

ソーシャルブレインズというのは、今まで自分がすごく違和感をもっていたサイエンスのあり方に対する答えというか、自然に対するアプローチだと思うのですね。「絶対なんてない、確率的に絶対に近いものはあるけど」というふうに考えれば自分にとって楽なのだと、それにはっと気がついたので、これでしばらくやっていこうと思ったのです。

島岡　仮説検証型に代わって探索型研究をやっていくうえでは、どのプロジェクトを優先してグラントを与えるかという評価の問題が出てくると思います。藤井先生は探索型研究の評価基準にプライオリティーをつけるとしたら、どういうふうにされますか？

藤井　自分が審査をするときにどう評価するかというと、

一番信頼できるのは技術ですね、技術は裏切りませんから。あるプロジェクトの実現可能性（feasibility）は、たいていは技術が裏づけるので、技術がサポートしているのであればそれはやっていいと思いますね。もちろん探検に行くから金をよこせってだけではダメで、探検に行く理由、つまりこの技術を使うことで今まで見えなかったものが見えるはずだという何らかのストーリーは必要ですけど、まずは技術ですね。

島岡　私もまさにそう思います。探索には失敗するかもしれないけれども、探索に行けるだけの準備がまず必要だということですね。また仮説検証型の場合には、たとえその仮説が間違っていたことが判明しても、今後その仮説をルールアウトできるというゲインはあることが利点ですが、探索型研究で技術に重きを置いた場合には、たとえ探索が失敗してもその技術自身は残るというゲインは少なくともあるわけですね。

藤井　技術は汎用性がありますからね。技術レベルが、その研究の自由度を決めているのです。

島岡　今のそのお考えは、ＭＩＴに留学していたことが影響していますか。

藤井　ものをつくるのが好きだったり、僕にもともとそういう志向があったからじゃないでしょうか。

島岡　ご自分のポスドク時代のボスの研究領域の影響とか、Ph.D のときにやっていた仕事との関連性はないのでしょうか。

藤井　まったくオーバーラップがないですね。もちろんそこで身につけたテクニックは全部活かされていますけど、技術以外はほとんどオーバーラップがないですね。その点でもハイリスクでしたね。

島岡　アメリカで独立を志すポスドクがよく口にするのは「グレーゾーンをねらえ」ということです。ボスと研究テーマが全く同じ「ブラック」だったら、ＰＩとしてのポジションも得られないけれども、まったく違った「ホワイト」の場合には業績や予備データがないので、グラントを取ることができません。したがっていかにグレーゾーンをうまく設定するかに、みんなとにかく腐心していますね。

私の例だと、ハーバードでの研究所の審査の際に尊敬するメンターコミッティー・メンバーから「Investigational Niche をちゃんと確立せよ」と言われて以来、私がもっとも価値をおくコンセプトが Investigational Niche です。いろんなInvestigational Nicheのとり方があるなかで、先生の場合は明らかに他と違うポジションなので、リスクは高いけれども、インパクトは非常に強いですね。

藤井　別の大陸を探しているみたいなものですからね。もう8年もやっていますから、とりあえずとっかかりくらいは、つかめたかなと思っています。

島岡　藤井先生の場合、ニューロサイエンスの領域でInvestigational Nicheを構築し、突き進んでいくことの礎となるものがテクノロジーですか。

藤井　そうですね。僕がいま作っている技術は、たとえば動物実験一般の電気生理、それも神経科学の電気生理の領域でだれにでも使えるアップグレード版になるだろうと思っています。それがうまくいけば長期的にはブレイン・マシン・インターフェースの基盤技術にもなるから、少なくとも僕自身がやっていることは無駄じゃないだろうと思っています。

ソーシャルブレインズからみる「空気」

島岡　日本で授業をやると、生徒はなかなか手を挙げて意見を言ったりしません。それにはいろんな理由があると思うのですが、ひとつはやっぱり手を挙げて目立つとまずいという「空気」があると思うのです。それは日本特有ではないと思うのですが、日本で強いことはおそらく間違いない。ソーシャルブレインズ的観点から見ると空気とか世間についてはどう解析されるのでしょうか？

藤井　日本育ちの外国人でもちゃんと空気が読める人になりますから、結局人種がどうとかじゃなくて文化的なものでしょう。その空気を読む、もしくは気にする能力って、基本的に脳の機能だと思いますが、非常に脳の力を使うというか、疲れますよね。ということは、脳の使い方がすごく進化しているということなので、空気を気にする人は脳の使い方としては洗練された使い方をしていると思いますね。

ただ、それでがんじがらめになっちゃっているのも確かなので、臨機応変にそれを自由に外せるようになれたらいいと思うのですね。普段は穏やかな人でも、なにかあったらいつだって怒るのだという両極端を自由に行き来できるとよいですね。ソーシャルブレインズの意味するところは、環境のなかで常に、いちばんよい答えをみつけよう、すなわちその場その場でフレキシブルに対応してヒトとヒトを上手に繋げる「脳力」のことで、それが知性の源なんですね。

島岡　まさにいまおっしゃるように、空気による支配をある程度意識的にコントロールできるやり方を身につけることは、非常に重要だと思います。

そのために僕がいま思いつくアプローチのひとつが、留学なのです。アメリカに行くことは、日本の空気にさらされない十分な時間がもてるということです。アメリカに数年いれば、日本の「空気の支配」というのをある程度相対化できるので、「あえて空気を読まない」態度がとれるようになると思います。

藤井　留学の時期にもよると思うのですね。学部とか大学院からの留学のほうが、結果的にアメリカのコミュニティーに入りやすい。ポスドクで行くと入れないのですね。入ろうと思っても、学部からの同級生で、同じ釜の飯を食ったやつとは違うのですね。

ただし、学部や大学院から行った人は、逆に日本に帰ってきたときに強い違和感を持つようです。「何でみんな、空気ばっかり読んでいるの？　アメリカでは自由だったのに」みたいなことをいうので、なかなか日本で居場所を見つけられない可能性があります。どっちがいいかは、その人次第ですね。

島岡　ポスドクから欧米に行くということは、日本の空気の読み方を十分身につけてしまった後から行きますので、アメリカと日本の両方を知るにはバランスがよい気もしますが、いかがでしょうか。

藤井　ポスドクからの留学というのは、その後日本で生きることを考えるのだったらバランスがいいけど、その後も世界中どこでもいいよと考えるのだったら、もしかしたら大学院もしくは学部のころから留学するほうがよいと思いますね。

（医学のあゆみ242巻11号「〝教養〟としての研究留学」第2回より抜粋）

対談 ❸

「山の村」への研究留学

色平哲郎　Tetsuro IROHIRA

（JA 長野厚生連・佐久総合病院 地域医療部 地域ケア科医長）

1960 年神奈川県生まれ．東京大学理科 I 類中退後，世界を放浪．1990 年京都大学医学部卒業．1990 年から JA 長野厚生連佐久総合病院に就職．1995 年タイ政府から表彰．1998 年から南相木村国保直営診療所長として 10 年間地域医療に従事．2003 年，佐久文化賞受賞．2011 年，ヘルシー・ソサエティ賞受賞．著書に『風のひと　土のひと—医（いや）す立場からの伝言』（新日本出版社）ほか．

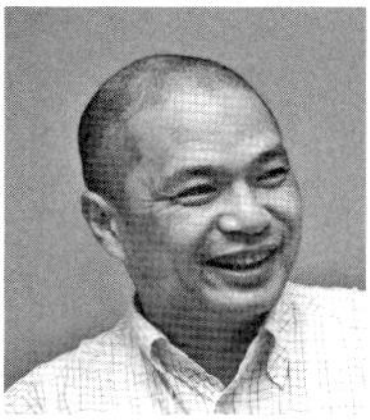

村によって「いけず度」は違う

島岡　京都大学病院での研修後、長野県の南牧村、南相木村で農村医療に従事されますね。

色平　農村では、医者であるということを武器に何とか生き延びていったという感じでした。島岡先生は、農民に接したことはありますか。

島岡　そんなにはないですね。

色平　農村で暮らす農民たちというのは、まず彼らがホームで、われわれはアウェーになるわけです。たとえば病院の外来で待っているときは、彼らにとってアウェーなのでそんなに強く言われることはないのですが、ホームにある時の農民のあり方というのは、その格好よさとともにとんでもないものがあるんですね。このとんでもなさというのは、ちょっと言葉が通じないと思います。農村に行ってみたら、同じ日本でありながら、そこは全然違う世界だった。私にとっての「研究留学」は山の村だったんです。

島岡　なるほど。自分自身とか自分のいる場所というのは、その中にいる限りなかなかちゃんと見ることができない。いったん外に出て初めて客観的に見ることができる。

では外ならどこに行ってもいいかというとそうではなくて、比較的自分に近いんだけれどもちょっと違うところに行くというのが、恐らく最も効果的な方法だと思います。

色平　右目で見るのと左目で見るのはちょっとだけ差があるので立体的に見えるでしょう。同じようなことがあるんですよね。僕の場合は、２つの村で３人の村長、５人の住民課長と仕事をしたことで、差異がよく見えるようになりました。

島岡　よく似ているけれども若干違うものを複数見る、つまり相の違うものを見ることによって全体像が見えるということですね。

色平　たとえば、農村といっても村ごとに「いけず度」が違うんです。なんでだろうと思うけど、行くとわかります。村によってよそ者に対する接し方が違うんですね。最近のソーシャルエピデミオロジーの研究でも言われていますが、都会でも小学校区ごとに認知症の発生率や寝たきり率、寿命が違う。ではなぜそんなことが起こるのかといえば、そこにはソーシャルキャピタルの差異、つまりその社会の空気としてしか認知できないような何かがあるんじゃないか、ということです。

島岡　まずそういうものが存在しているんだということが分からなければそれを探求しようとも思わない。それはおそらく、従来の医学教育で対応するというのは不可能だと思います。

色平　難しいでしょうね。

島岡　実地訓練でやるしかないわけですね。医学生が先生のところに来て、そういったものの一端を見るというのは、僕は教育としては非常に有益だと思います。

色平　村で不十分に学ばせてもらったことも、都会だともうちょっとドライなので十分にやっていけるんですよ。人間関係のストレスにも耐えられるし、いろいろな交渉もできる。様々なポリティクスが読み解けるようになる。

ストレス耐性という能力

色平　たとえば村であるばあちゃんから診療所に電話がかかってくるでしょう。そのばあちゃんから電話がかかってきたときは、夜中の３時でも話を聞いてあげるだけでいい。なぜかというと、そのばあちゃんは10のことを100言っちゃう人だから。けどあっちのじいちゃんから電話がかかってきたら、すぐに雪の中でも車で行かないといけないんです。というのは、10のことを1しか言わない人だから。というふうに、人によって同じ言葉でも違うというのがまずひとつです。それから、そのばあちゃんがひとり暮らしで、もし何かあって私が誤診してそのばあちゃんが亡くなったというと、何年言われると思いますか。

島岡　生きている限りずっと。一生ですか？

色平　200年。つまり、200年前の江戸時代の誤診が村に残っているぐらいだから、村が続いていれば色平医者がいついつばあちゃんを見逃したって200年言われるわけです。

島岡　一生じゃなくて三生とか四生とか五生という世界なのですね。

色平　学生たちが村にやってきて実習が終わった後、夜のセッションで教えるんですが、どうしてこっちとあっちのおばあさんは違うかな、と。絶対言うなと口止めを何度も繰り返して、それはあのおばあさんは花札（小作階層）だ、こっちのおばあさんは百人一首（地主階層）だと。そういった農村社会学の基礎から学生たちには教えるんですが、それを理解するのは簡単ではありません。

島岡　なるほど。

色平　つまり、プライドとこだわりがとても強い人々、しかも信仰の背景も不十分になってきていて基準がとれず、空気も縛りも効かなくなっている、というのが村なんです。そこには都会以上にとんでもない人たち、私と同じような、ずれている人たちがたくさんいるんです。

島岡　そこで医者としてちゃんと機能するためには、高度なコミュニケーション能力が必要なわけでしょう？

色平　ほとんどコミュニケーション能力のない人が行って、まわりに迷惑をかけながら必死に働いています（笑）。

島岡　高度のコミュニケーション能力か、もしくは高度のストレス耐性が必要ですね。

色平　そうかもしれない。

島岡　僕は学生たちに、医者としてやっていくためにすごく重要な資質のひとつに、ストレス耐性があると教えています。先生はいろいろな挫折を乗り越えてストレス耐性がついたのか、もともとの持って生まれたものもあるのかもしれないですけれども、農村医療はコミュニケーション能力とストレス耐性をつけるトレーニングの場として機能すると考えられますね。

「考えない」で行動する

色平　アメリカは神のいる国ですから、神の前ではうそは許されないけれど、間違いは許されます。逆に日本ではうそは許される一方、間違いは許されない。その間違いを敷衍すると、「ちがい」と「まちがい」を許さないんです。そういう環境下で子供が大きくなると、いつも正しくなければいけないから、まわりに対しておどおどしたり、失敗したくないから引きこもってみたり、就職試験で落ちただけでうつになったり自殺しかねないとか。これは日本的な病だと思います。

島岡　みんな挫折することが怖いから挑戦できなくなるわけですけれども、いったん挫折を経験すると、挫折してもそれほど大変なことじゃないというのがわかります。そのときは大変かもしれないですけれども、死にはしない。次のトライを可能にするショック療法として、挫折というのは非常に大切です。それではまだ挫折を経験していない状態で最初のトライを可能にするためのコンフィデンス（自信）を持つためには、どうすればよいでしょうか。

色平　私は学生達に、とりあえずフィリピンに行ってきなさいと言います。まずチャレンジしなさいとハッパをかけまくります。自分で行ってぶつかってきたら忘れない。私が言ったことは忘れる。あなたはどこから来たのか、あなたはだれなのか、あなたはどこをめざしているのか、そこでだれとともに何をしようとしているのかというあなたのアイデンティティの問題だから。キャリアパスといってもそれはつまりはアイデンティティの問題です。

島岡　先生のおっしゃるとおり、キャリアというのは最終的に自分のアイデンティティを求めていくプロセスに近いところがあると思います、一方でそういうふうに言うことはリスクも非常に高い。というのは、若い人たち、30代の人もそうだと思いますが、彼ら彼女らは非常に自分探しに意識的です。そして自分探しに熱心なあまり、生産的な活動ができなくなってしまう。先生は自分探しについてはどういうふうにお考えですか。

色平　オスラーの言い残している言葉によれば、いろいろ迷うことはないんだと。ただ日々取り組めばいいんだと。臨床をただ徹底してやればいい。信仰がある人の言っていることは徹底していますよ、ユーモアもあるし。

島岡　とにかく、目の前のことを信じてやれ、そうすれば道が開けてくるということですね。

色平　「人はだれしも迷う。ただ、これから示す道は、その迷いの道に踏み込まない最もよい方法である」とオスラーは言っていますね。「行動することだ。明日を思わず、過去を忘れ、今日に行動せよ」「3つのことが大事。習慣と行動と感謝が大事。私は考えずに行動する」。考えないんですよ。それは一種ドグマなんですけれども、これがカルトになるのかならないのかというのは、先達がどうあるかですよね。

島岡　考えないというのは方法論としてはすごく正しいと思うんですけれども、考えないようにすることは高度のトレーニングを要するんですよね。

色平　日々の日常を淡々と続けるしかない。というのは、いまは興奮させられるような、英雄になれるようなストーリーのない平和な社会です。となると「終わりなき日常」をどう生きるか、ということが大事なんです。

島岡　社会学者である宮台真司氏の『終わりなき日常を生きろ』で語られていますが、そういう現実が若者にとっては耐えられないんですね。

色平　若い人にはそういうことをあえて言い当ててやるしかないんじゃないでしょうか。君たち、ヒーロー、ヒロインになりたいか。ならばフィリピンに行っておいで、と。行ってもヒーローになれないよ。あそこへ行ったら、君たちは暑いだけ、足手まといになる、言葉もできない、金は役に立たない。たとえ技術があっても一仕事やるには10年かかる。先が長いんだと。じゃあ、なぜそれをマザーテレサはできたのか。それは信仰があったからです。その信仰というのは、目の前のことを考えずにやっている。

師匠をもつということ

島岡　最近若い人たちで「結局どういうことなの」と結論だけ知りたい人が、非常に増えているように思います。

色平　そうですね。それは僕も感じます。

島岡　だから、色平先生のように答えを言わないというのは最初は受けが悪いかもしれないですが、教育者としては最も大事なことのひとつですね。

色平　本当の問いに答えはないんです。先生の答えよりも、子供の問いの方がずっと大切。子供に何か聞かれたら、答えるのではなく、別の問いで対応せよ。答えを与えた瞬間に子供の学びが終わる。学習プロセスを維持したければ、問いに答えを出すな、というふうに言われています。

島岡　最近わかりやすい説明の本、テレビ番組が受けていますけれども、色平先生のお話にはやはりわかりにくいところがあるので、逆に非常に教育的であると思います。つまり、いろいろ持って回って話したり、比喩を使ったり、暗示的であったりする。僕はそこが実は一番大事なんじゃないかと思っています。

色平　師匠とは何かということです。内田樹さんの『先生はえらい』という本の中にありますが、先生は偉いから偉いんじゃないんですよ。弟子が偉いと思えば偉い。一種の幻想なんですけれども、私の中に追い求めているものを体現していると思う人を先生だと思って、しばらく、数カ月じゃなくて数年ついていくという覚悟で、その時に起こっている偶然を含むすべてのものから学び取ろうという熱意が大事なんです。自分が学ぼうとすれば、ほとんどすべてのものが先生になるということです。

島岡　師匠を選ぶに際して、若く未熟で人生経験も知識もないので、この先生がいいかどうかをわからない。それにもかかわらずとりあえず信じて、その人を師匠としなくてはならないわけですね。そこは直観でしかあり得ないんですけれども、ロジックだけでは割り切れない、いわゆる暗黙知のプロセスを信じてギャンブルするしかない。シラバスを読んでこの授業は何だとわかって、お金を払ってその対価として学習しようとする姿勢は師弟関係には根本的になじまないと思います。

色平　彼女を選ぶときと同じなんですよ（笑）。

島岡　師匠のいいところは、必ずしも1人でなくてもいい。何人も自分に合う師匠に出会うまで試行錯誤することは可能なんです。

色平　そして、そのいい師匠はまた別の人に渡すんです。おれは教え切ったから次はあそこに行け、とやるんですね。僕の師匠は清水茂文という佐久総合病院の前の院長ですが、随分いろいろなところに送ってもらいました。

人生はフィールドワーク！

島岡　今日のお話を聞いて、もちろん先生は真剣にやっておられるのですけれども、そのなかですべてをエンジョイされていて、つねにゲーム感覚をお持ちだということを感じました。

色平　それについていえば、僕はゲームに勝ち続けています。というのは僕の内面だけで、実は負け続いているのかもしれないけれど（笑）。

島岡　ゲームに絶対勝つ方法は、自分がルールをつくることです。自分でルールをつくる限り、負けの定義をどんどん変えていけば絶対負けない。そこで「ゲーム性」についてもう少し考えると、自分のおかれた環境を相対的な視野に立ってそこにゲーム性を見出すことができれば、仮にそこで失敗したとしても立ち直ることができるんじゃないかと思います。最近の医学生はあまりに真面目ですよね。

色平　そうですね。世界にはこんなに面白いことがあるということに気づくきっかけになってくれるのが教養（＝リベラルアーツ）なんだと思います。リベラルアーツは大学ではおもに哲学と歴史を教えることなので、哲学と歴史を伝えないで医学部教育をやると、学生は自分の中の座標軸を持てないのです。

島岡　医学生や医師は歴史や哲学を学んでおいて、いろんなことを面白いと思えるような素地を持っていないといけないということですね。

色平　歴史を勉強すると、人類は失敗し続けているから自分もどこかで間違えるだろうということを納得せざるを得ないし、哲学を勉強すると価値観が多様だということが分かるので、宗教のように凝り固まらない。

島岡　そこで、どこにゲーム性があるのかをわかれば、どんなところでもやっていけるような耐性につながっていくと思うのですが、先生の場合はいかがでしょうか。

色平　僕はフィールドとライブラリーとを往復する「旅人」なのかもしれません。かつての日本の姿をかい間見るために農村に行ったというふうに言うこともできるんだけど、それは日本を知りたい、日本の古層を見極めたいということなんです。

島岡　フィールドワークですね。

色平　そうです。フィールドをもつこと、ライフワークはすごく楽しいことだと僕は思っているんですよ。

（医学のあゆみ243巻11・12号「〝教養〟としての研究留学」第3回より抜粋）

対談 ❹

「選択」は楽しい

窪田 良 Ryo KUBOTA

(Acucela Inc. 会長, 社長兼 CEO)

◎ 1966 年兵庫県出身. 1991 年慶應義塾大学医学部卒業後, 同眼科にて臨床研修. 1996 年, 虎の門病院勤務. 1998 年には緑内障原因遺伝子であるミオシリンを発見し「須田賞」を受賞. 2000 年より米国に移住. 米国ワシントン大学医学部でフェロー および助教授として研究に従事した後, 2002 年にバイオベンチャー, Acucela 社創業. 2011 年には, PharmaVOICE 誌によりライフサイエンス業界で最もインスパイアされるリーダー 100 人の 1 人に選ばれたほか, 日経ビジネス誌の第一回「次代を創る 100 人」に日本の次世代に最も影響力のある 1 人として選出された. 現在, 加齢黄斑変性の新薬の研究開発に取り組んでいる.

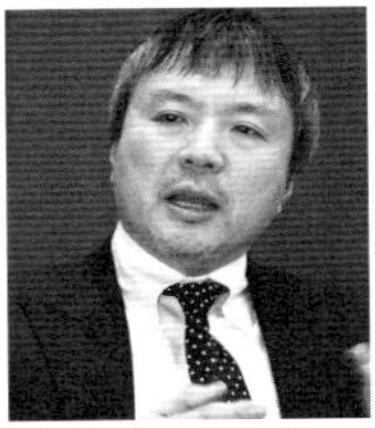

何にコミットし、いつまでに達成するか

島岡　窪田先生は眼科医として臨床・手術のご経験を積まれ、また留学をふくむ研究生活を経た後その成果をもとにアメリカで起業されるというとてもユニークなキャリアをおもちですね。最初に眼科を選ばれた経緯から教えていただけますか。

窪田　私はいろんなことに幅広く興味を持つタイプで、臨床も研究も両方ともやりたいと思っていました。そこで眼科ならば研究はもちろん、内科的な治療や手術、病理学的な検査、電気生理学的な検査、画像解析を用いた検査などいろんなことを経験できるし、眼という器官で診断から治療までが完結するというのがおもしろいなと思って眼科を選びました。

島岡　非常に明確なロジックがありますね。

窪田　診療科を選ぶときも、当時はいろいろな科に興味がありましたので、自分の選択がもっともいい選択かどうかを確認するためにいろいろな方に会って話を聞いて、本も読んで情報をできるかぎり集めました。全部を知ることは無理でも、自分の決断を後悔しない程度には情報収集します。

島岡　窪田先生が選択されたときはまだインターネットがなかった時代ですが、いまインターネットを使って調べ出すと、情報の量というのが何桁も上がってしまう面もあります。

窪田　非常に難しいところですね。フィルターをうまくかけないと処理し切れないですし、知らぬが仏だからやれた部分もあって、ベンチャーの成功確率から何から全部をわかり過ぎていたら、合理性がないとやめる決断に至った可能性すらあります。

島岡　若い人が先生のお話を聞いたときに注意しなければならないのは、とにかく徹底的に調べろというメッセージを強く受け取ってインターネットで徹底的に調べてみると、たくさんのネガティブな情報が出てきて意気消沈してしまう可能性があると思うのです。

窪田　自分が長期的に達成したい目標がどれぐらい確信できるかということでしょうね。僕は「眼科の領域で世界にインパクトを与える」とか「地球上から失明を減らす」ということをいかなるリスクをとってでもやるとコミットしているので、ある時間の中でリスクを洗いざらい出して把握したうえで、その地雷をどうやって回避していくかということを考えます。人生の岐路に立ったときに5年10年かけて調べるわけにはいきませんし、私がベンチャーを始めるかどうかも、大学側が1年間という期限をくれたのはすごくありがたいことでした。

島岡　窪田先生の場合はとにかくドライブ(内的動機付け)の強度が非常に強かった。さらに、ある程度短いタイムスパンを決めて、強制的にディシジョン・メーキング（意志決定）するということが重要なのですね。

窪田　時間をかければかけるほど情報収集できるわけですが、それだけゴールに到達するのが遅くなる分、リターンはディミニッシュ（減少）します。自分では相当いい選択をしていると思っていても、もっといい選択をする可能性だってあったといえるわけですが、限られた時間の中で後悔のない選択ができた、というところで折り合いをつけて生きてきたということです。考えてみれば、ベンチャー企業は与えられた資金が尽きるまでの間にいかに成果を出すかという時間との競争ですから、そういう思考パターンが幸いしているというのはありますね。

島岡　理論的にはもっといい選択の可能性があったとして

も、選択のチャンス自体を逃してしまえば何も得られませんからね。

窪田　おっしゃるとおりです。ですから最初に、コミットすべき目標とそれをどれくらいのタイミングで達成したいのかというのを明確にしておくのは重要だと思います。

起業を決断した時

島岡　ワシントン大学のラボではどのような研究をされていたのですか。

窪田　Tom Reh のラボでは、大学院時代にやっていた subtractive hybridization 法でステムセル（幹細胞）特異的な遺伝子を見つけたり、眼のアダルトステムセルをどうやって純化して維持するかという研究をやっていました。その研究のなかで偶然、ステムセルが培地の中にある頻度で入っているとプライマリーニューロンの培養が半永久的にできるということを発見して、それがベンチャーのスタートになるコアテクノロジーになりました。

島岡　その発見をベンチャーとして事業化しようと思われた経緯を教えていただけますか。

窪田　当時ワシントン大学のビジネススクールの学生だったジェフ・チェンという人がたまたま私の研究室に遊びにきて、「ビジネスプランコンテストに出たいのだけれども、なにかネタはないか」という話をしたのが最初のきっかけです。そうやってベンチャーをはじめることを考え始めた時、大学から1年間は兼任を許す、好きなだけやっていいよと言ってもらって、結局1年間やってみて100％会社に移ってやっていく決断をしました。

島岡　最初は自宅の地下室で起業されたそうですね。

窪田　そうです。起業した当初は神経培養した細胞を用いて、加齢黄斑変性症や緑内障の細胞モデルをつくって薬のスクリーニングをやっていました。その後自分たちの手で薬剤を開発しようというモデルに変えて、いまの ACU-4429 という薬の開発に至っています。

問題解決よりも「いい問題設定」

島岡　窪田先生のように強くコミットできる目標をもつためにはどうすればよいでしょうか。

窪田　小学生のころアメリカに移った時に憶えているのは、月は自転しているかどうかという問題をクラスで議論するのですね。〝月はずっと同じ面が地球からは見えていて裏側は見えないけれども動いていないのか〟というような話を延々と議論して、そこで自転していないということを、答えとしては間違っていても、論理立てて説明することができれば評価されるというようなところだったのです。

島岡　答えに至るまでのプロセスを大事にする教育ですね。

窪田　はい。どんな質問をしても、必ず「グッド・クエスチョンだね」と言ってくれて、質問すればするほどおだてられるという教育環境で、これはおもしろいなと思ってすごく勉強が楽しくなりました。

島岡　問題を解けるかどうかということよりも、いい問題設定ができるかどうかというのが重要だということですね。

窪田　そうですね。大学院で緑内障の原因遺伝子をみつけると言ったときも、多くの人に「4年間で博士号を取るのにそんなリスクの高いそんな分の悪い研究をやったって、普通めったに見つかることじゃないのだから、もうちょっと安全な研究をやったらどうか」と言われました。しかし私は、解くべき問題はこれだと確信していて、この問題が解けなくて博士号が取れないのならそれでしょうがないと思っていましたから、自分がやりたい、一番重要だと思うことをやってきました。

島岡　自分のやりたいことがハイリスクなとき、チャレンジすることに躊躇することはなかったのでしょうか。

窪田　僕らみたいなベンチャー企業が、99％は失敗に終わるようなハイリスクなことをやっていかないとイノベーションは生まれないし、大企業と同じことをやっても組織力や資金力で競争できるはずがないので、ハイリスクなことをやらなければそもそもの存在意義がなくなってしまうのですね。そうはいっても、私の会社で、神経培養細胞でのスクリーニングから薬剤開発にスイッチしたときには、社員が半分やめました(笑)。ベンチャー企業に来る人は相当リスクに対する許容度が高く、失敗したらしようがない、だけど世界を変えられるようなことをやろうと思うような人たちが集まっているにもかかわらず半分はやめましたから、あまりにもハイリスクなプログラムだと思われたのでしょうね。

「実験」を楽しむ

島岡　窪田先生はハイリスクなことにチャレンジされてきたわけですが、その過程でバックアップは考えられていたのでしょうか。

窪田　年齢とともに自分の決断がおよぼす周りの人へのリスクがふえてきて、家族や自分の組織の人たちを守ることを昔よりは考えるようになりました。ですが、起業した最初のころはたいしたバックアッププランはありませんでしたね。

島岡　私が以前ボストンのベンチャーキャピタルで起業家インターンをしていたときの話です。ビジネスプランをプレゼンテーションした際に、プロのベンチャー・キャピタリストに評価してもらったことがあるのですが、彼らは「バックアッププランは要らない」と言うのです。どうしてかというと、彼らにとって重要なのはメインプランが成功するかどうかのみです。バックアップをとることによって僕たちのスタートアップ（ベンチャー）が生き残る可能性がふえるかもしれないけれど、それにリソースがとられてしまってメインプランが成功する確率がちょっとでも下がることに彼らは価値を見いださないのですね。

窪田　僕の場合は日本で臨床の経験がありましたから、もし失敗しても日本に帰って医者をやれば家族を養っていくぐらいのことはできるだろうというバックアップがあったのは、ベースラインとして非常にありがたかったですね。

島岡　MDにとっては医師免許がバックアッププランとして使えるということですね。

窪田　結果論としてバックアップになっています。ただ、私はそもそも計画的な方ではなくて、留学も最初は日本に帰る予定で行ったのですが、向こうでチャンスがあって渡りに船という感じでそのチャンスに飛びついてやっているというところがあります。

島岡　成功している人は、メインプランとは別にしっかりバックアッププランを持っているのではないかと思うことがあるのですが、先生の場合はそうではないのですね。

窪田　私が大学の先輩に教わって自分の生き方で大事にしているのは、何かひとつを究めて、もしも次にそれと別の新しいものを得ようと思ったら、それをきれいさっぱり捨てる勇気を持たないと次のものを得ることが出来ない、ということです。捨てる勇気をもつというのは非常に大事だなと思います。

島岡　そこで捨てることを決断し、トライすることに向かっていくために必要なことは何なのでしょうか。

窪田　それはjust do itで、まずはエクスペリメンテーションすることですね。いくら仮説を立てても検証しないことにはその仮説が正しいのか正しくないのかもわからない。たとえば、私は子どもの頃役者になりたいと思って役者を目指したこともありましたが、それはやってみてうまくいかなかったのでやめました。

島岡　たとえやってみてうまくいかなくても、やってみたほうが後悔がないということですね。

窪田　おっしゃるとおりです。僕はエクスペリメンテーションそのものがすごく好きなので、いま自分の仕事でも、この組織に対してこういう接し方をしたらどういうパフォーマンスになってだとか、そういう実験を自分の会社でできることがすごくおもしろいのですね。ある種のサイエンスとして、仮説を立てて実験することを自分の会社でできるというのを楽しんでしまうのです。

島岡　窪田先生はＣＥＯになられて10年以上ですよね。いまではＭＤバックグラウンドのＣＥＯもいるかもしれませんが、10年前といえば日本人では最初ではないでしょうか。

窪田　そうだと思います。ＭＤで起業する人はほとんど聞いたことがありませんね。いったん起業してしまうと研究以外の業務のほうが多くなって、それを楽しめないと思う方もたくさんいらっしゃいます。私はいまやっている日々のオペレーション自体が、多少苦労することもありますけれども楽しいですね。実際に達成したい目標があるという強いドライブがあることも事実ですが、同時にこのプロセス自体をすごく楽しんでいます。

選択は楽しい

島岡　窪田先生が体験されたように苦労は買ってでもするべきだという教訓を若い人に伝えることはとても重要だと思うのですが、それを分かってもらうのは難しいですね。

窪田　私は小さいときにアメリカでよくけんかをしかけられていたので、まず筋力トレーニングをして、けんかで負けないようにしなきゃいけないということは小さいときから身をもって感じていました。そうやって自分を鍛えることで自分の生存確率を高められるのです。苦しめば苦しむほど自分の生存確率が高まるということが、平和な環境にいすぎると身に付かないかもしれませんね。

島岡　おっしゃるとおり、苦労をして手に入れたものしか身に付かないし、価値がないのだと思います。しかし、いまの時代は「3日で身に付く方法」とか「15分で身に付く方法」というような手っ取り早く済ませてしまおうという宣伝文句のものが人気があります。

窪田　15分で身につくものは15分で身についてもいいのですが、それを積み重ねていって自分の人生の中でどれだけ身につけられるか。絶えず身につけていくという覚悟をもつためには、人生の強いドライブがあるからこそやれるのかもしれませんね。

島岡　では窪田先生のように、人生の強いドライブを持つためにはどうすればよいのでしょうか。

窪田　自分が本当にやりたいこと、人生の目標に出会うためには、いろんな環境に自分を置いてみることによって、どこかで本当にしっくりくるものが出てくると思います。最初にやってみたことが幸運にしてその人にとってベストだったらそんな幸せなことはないですけれども、多分ほとんどの人はそうではない。もっとその人に適した違う場所があるかもしれない、あるいは、いまの場所がベストであるという確信が持てないならば、別の環境に置いてみるべきなのです。やはり自分で実際に経験しないとわからないので、いろいろな環境に自分の身を置けば置くほど自分が本当に求めているものに早く出会えると思います。

島岡　いろんな環境を体験して、選択肢を増やしていくことは非常に重要だと思います。たくさんの選択肢からたったひとつの選択をすることは勇気がいりますが、そこで仮に失敗してもチャンスは一度だけではなくて、選択のチャンスは何度もあるはずです。

窪田　おっしゃるとおりです。自分が選択したということによるモチベーションにはすごいパワーがあるのです。人から与えられたのではなくて、自分から取りにいったものというのは、それをなんとしても頑張ろうと思う気持ちを持ちやすい。だから、若い人には、ぜひ選択をする楽しさを覚えてほしいですね。

（「医学のあゆみ」244巻8号「〝教養〟としての研究留学」第4回より抜粋）

対談 ❺

留学という「断絶」を経験する

矢倉英隆　Hidetaka YAKURA

（パリ大学ディドロ博士課程）

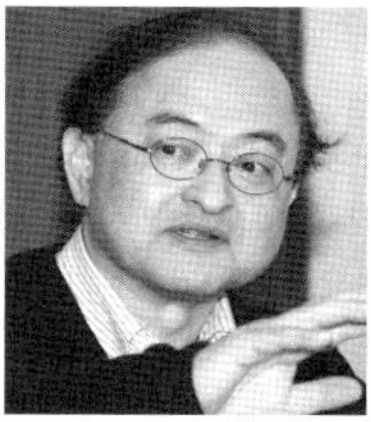

◎ 1947年札幌生まれ．1972年北海道大学医学部卒業．米国ハーバード大学ダナ・ファーバー癌研究所，スローン・ケタリング記念癌研究所，旭川医科大学医学部病理学講座助教授を経て，東京都神経科学総合研究所（現　東京都医学総合研究所）免疫統御研究部門長として研究に従事．2007年退職と同時にパリ第1大学パンテオン・ソルボンヌ修士課程へ．現在パリ大学ディドロ博士課程在籍．現在「医学のあゆみ」で哲学・科学史を題材にしたエッセイ“パリから見えるこの世界”を連載中．また哲学や歴史の視点から科学について，科学者と市民が共に考える試みとしてサイファイ・カフェ「SHE」を主宰．詳細はホームページ（http://hidetakayakura.blogspot.jp/）参照．

国籍を変える思考実験

島岡　矢倉先生は研究者のキャリアの初期にアメリカに留学されていますね。

矢倉　最初の留学は一九七六年、大学院4年目の時でした。その時は北海道大学の病理学教室にいたのですが、アメリカに行かないかという話がありまして。

島岡　大学院を卒業される前ですか。

矢倉　そうです。ですから、まだ研究者として日本社会に根付く前にアメリカへ行ったことになります。それは私の中では大きなファクターになりましたね。

島岡　どちらに行かれたのですか。

矢倉　ボストンにある立ち上がったばかりのダナ・ファーバーがん研究所（当時はシドニー・ファーバー）のHarvey Cantor博士の研究室で2年間やりました。それからニューヨークのスローン・ケタリングがんセンターに5年いました。

島岡　プロモーション（キャリアアップ）でスローン・ケタリングに移られたのですね。

矢倉　ええ。免疫遺伝学の研究室でしたので、細胞免疫の方を任されました。アメリカに移り住んだばかりの頃は英語もあまりうまくないし、アメリカ社会に対してもものすごく違和感があったのですが、2~3年くらい経った頃からようやく馴染むような感じが出てきました。それからはアメリカで生活することが気持ちよくなって、6年目から7年目にかけての最後の1年間は、アメリカ人になる思考実験をしていました。

島岡　それは、グリーンカードをとるということですか。

矢倉　グリーンカードはすでに持っていましたので、その時は国籍を変えることを考えていました。ですが、1年間考えて結局できなかったですね。日本にいた時には、日本で暮らすこと、あるいは日本人であるということはそれほど重要じゃない、いつでも止められると思っていたわけです。ところがアメリカで暮らし始めると、当然のことながら自分が日本人であるということを深く意識せざるを得なくなりました。そういう状況のなかでいざ国籍を捨てるということを真剣に考えると、日本的なつながりを捨てて、向こうでアイデンティティを含めたすべてをゼロからつくり直さなければなりません。

島岡　そうですね。

矢倉　文化的にも、日本でよしとされていたことがアメリカではまったく逆で、たとえば意見を発表するにしても、日本ではある程度控え目にすることが求められますが、欧米ではそれではだめですね。常に何かを自分の言葉で発言しないといけなくて、そういうことがものすごく疲れるようになるのですね。日本的なものが脳のずっと奥の方に押し潰されるような感覚が出てきて、文化的にすごく苦しくなる時がありました。

島岡　アメリカの文化的なものに非常に魅力を感じて国籍を変えるところまで考えたけれども、より深く理解するにしたがってその難しさも見えてきたという感じでしょうか。

矢倉　そうですね。もともと私は研究を発展させるために行っていたというよりは、アメリカの社会に興味がありました。日本にいた時には、アメリカの表層しか見えていない状態だったわけです。実際に自分がアメリカで暮らしてみて、アメリカ文化が自分の深い部分に入り込んでくる時に起こる変化がかなり大きなものであることに気づいたことになります。

留学とは「断絶」である

島岡　アメリカ文化への興味のほかに、留学の動機になったものはありますか。

矢倉　私は子どもの頃から、日本を外から見たいという気持ちが強かったですね。それが先にあって、キャリアを成功させるというような意識は少なかったです。というのは、私は北海道生まれ、北海道育ちなのですが、北海道というのは日本の中心から外れていますし、日本も世界から見ると辺境に当たるわけです。ですから、北海道の外から、あるいは日本の外から見てみたいという願望が強くありました。

島岡　いつ頃からそういう考えをお持ちだったのでしょうか。

矢倉　中学、高校あたりからでしょうか。考えてみるとそれは哲学の視点に近いんですね。今いるところを離れて、少し上から見てみようという。

島岡　俯瞰的視野ということですね。

矢倉　そうですね。ですから、最近の若い人が海外に行かなくなったと言われていますが、それは目の前のいわば末梢のところに追われてしまって、そういう視点を持てない可能性があるわけで、残念なことだと思います。

島岡　おっしゃるとおりですね。

矢倉　留学はまさにそうですが、「移動する」ということが知的活動にとって非常に重要になります。古代ギリシャの時代から移動することと考えるということはほとんど同義に捉えられていました。

島岡　詳しく教えていただけますか。

矢倉　古代ギリシャでは、劇場というのが非常に重要だったわけです。theatre ですね。ギリシャ語の *theôrein* という動詞は、劇場などの見世物に行き、そこで語ることなく只管観ること、より正確には、何かを観に行くために移動することを意味していました。さらに広げて考えると、われわれの存在とは無関係にそこに在るものを自分自身の目で観ることでした。彼らは、そこにすでに在るものを *physis* と名づけたわけです。つまり、自然ですね。それをじっくり観察すること（*theôria*）から理論が出てくるわけです。これが、古代ギリシャ人が発見した人間の知性の一つのあり方なのですね。

島岡　場所を変えて違う環境に行って、ものを注意深く見るというのは非常に重要で、留学にはその要素がかなりある、ということですね。

矢倉　留学にはまさにそういうところがあって、情報をスクリーン越しに見ているのとは全然違ってきます。異文化に身を置くというのはそれだけで日常からの「断絶」を意味します。何も考えずに流れている日常に亀裂が入るわけですから、自ずと自分の頭で考えるようになります。たとえば、病気になるとか、私の場合には研究者としての定年がやってきて、さらに自分の生の終わりに気づくというのも決定的な「断絶」ですね。それと、これはアメリカで気づいたことですが、以前の環境では抑えられていた自分の中の性質が顔を出してきて、驚くこともあります。

「ぼんやり眺める」ことに慣れる

島岡　「研究者が教養とか哲学とかそういうことを言い出したらおしまいで、若いうちはそういうことを考えずにがむしゃらに仕事をしていくほうがキャリアにとってはいい」と考える人もいますが、矢倉先生はどう思われますか？

矢倉　私自身、現役時代はあまり考えないで追われるようにやってきたものですから、それは間違いだとはなかなか言いづらいですね(笑)。がむしゃらにやるのがいいという結論になったとすれば、それはそれでいいと思いますが、問題はそういう考えがどこからどのようにして出てきたのかということですね。ドイツ語で言うGedankengangを説明できるのか、ということが問題になるのだと思います。

島岡　若い人はとにかくがむしゃらにやったほうがいいとアドバイスするのは、おそらくその人も自分の先輩にそう言われて、がむしゃらにやること以外の選択肢を知らずに今まで生きてきた。だからそういうアドバイスしかできないのではないでしょうか。

矢倉　そうかもしれないですね。ですから、そこでは誰も考えていないわけです。

島岡　おっしゃるとおりですね。

矢倉　それを考えるのがまさに哲学的な思考で、ものを考える時に過去の蓄積をできるだけ動員しながら今を考えるというやり方が求められるのだと思います。そうではなく、今生きている身近な人が言っていることだけをもとに考える場合とは思考の深さが違ってくるでしょうし、解の出方にも違いが出てくるのではないかと思います。私がこういうことを言うのは、昔の自分を分析して、過去の自分に対して言っているところがあるのですが。

島岡 とにかく考えずにがむしゃらにやってうまくいくというのは、高度成長期の一時期でだけですね。経済的に成長しない、ポストやポジションもふえない成熟時代になってきて、その高度成長期型モデルが様々な面で機能しなくなってきています。そのような時代に、矢倉先生が哲学の重要性を発信されていることはとてもタイムリーであると思います。

矢倉 「がむしゃらにやることを止める」ことが必要ですね。ある哲学者が言っているのは、「ぼんやり眺めていることに慣れなさい」ということです。つまり、ぼんやりしてい「こと」の全体をそのまま受け入れるという態度ですね。あるいは、少し判断を先送りして〝ものをためて観る〟とでも、も形容すべき態度ですね。そういう時間を定期的に取ると、がむしゃらにやっている時には見えていないものが見えてくるかもしれません。

島岡 「ぼんやりしていない」状態のひとつが「がむしゃら」ですが、消極的な「ぼんやりしていない」状態に「暇をつぶしてしまう」もあると思います。

矢倉 私も現役の時は、暇ができたら「どうしようかな」という感じだったのですが、今はまったく違いますね。何もしていない時間が非常に重要で、そういう時は精神の運動に縛りがないので、何が出てくるのかわからないのがいいですね。瞑想を多くの宗教が取り入れていますね。私も自分で瞑想と称しているものをやるのですが、無の境地を目指すのではなく、ただ、何も考えないで、目をつぶってとにかく日の光に当たるのです。そうすると何かがどこからともなく浮かんできますので、それをどんどんたどっていくと今まで気がつかなかったことに気づくことがありますね。これは研究者にも有効ではないかと思うことがあります。

いまをみつめる

島岡 暇をもてあますことに対して病的なまでの「恐れ」が世の中にはあって、多くの人が電車でもカフェでもいつもスマホを触っている姿を見ますが、あれは何をやっているかというと暇つぶし（Time Killing）、つまり時間を殺しているわけです。そして暇をつぶすことにより、じつはクリエイティビティーの芽もつぶしているのではないかと心配しています。

矢倉　そう思いますね。何もしない時間が非常に重要だというような認識は、私もフランスに行ってから出てきましたから、仕事をしている現代人はなかなかそういう考えにならないと思います。ですが、人間を根っこから精神的に安定させるためには、暇な時に自分の中から出てくるものを観察して、それを自分の過去と現在の中にあるものと繫げていくような精神運動をすることですね。それは、自分の全体を生かしているような感覚を引き出すだけではなく、先ほどお話ししたように新しいアイディアを生むきっかけになるかもしれません。

一般に、仕事をしている時は達成すべき目的というのは現在じゃなくて未来にありますから、現在というのはいつも完了していなくて、目的のために現在を使っているのですね。未来のために現在を犠牲にしているとも言えます。仕事をするというのはそういう状態で、アリストテレスはこれをデュナミス（*dunamis, dynamis*）とかキネーシス（*kinésis*）と名づけています。これに対して、彼はエネルゲイア（*energeia*）という概念を創りました。こちらは、目的はもちろんあるのですが、それは今なのですね。目的が今ということは、今何かをした時には「こと」は完了していて、常に満たされた状態にあるわけです。エネルゲイアという考え方に立てば、暇を潰すという考えは生まれてこないことになります。今が目的なのですから。

島岡　現在の価値というのは未来（現在の先）にあるものではなくて、現在自身にあるということですね。

矢倉　昔よく「今を大切に」とか「今を生きる」という言葉を耳にしましたが、ピンときませんでした。エネルゲイアという概念を知ることによって、私の中ではその意味がはっきりしてきました。何か目的が先にあって、そこに行くための時間として今があるのではないということですね。大げさに言うと、人生の目的は何かと問われれば、それは「今を生きる」ことだと答えることができると思います。

「しょせん」という視点

島岡　現代人の今を犠牲にするメンタリティーの根本には、「将来のために今は辛抱せよ」という学校教育があるように思います。

矢倉　やはり私の場合も「今が目的」という考え方が身に

付いたのは、仕事をやめて環境が変わってからですね。ただ、現役の人たちが実践できるかどうかは別にして、そういう価値観があるということを知っていることは重要だと思います。さらに、自由にものを考えるとはどういうことなのかとか、価値判断を含む専門を超えた問題をどう扱うのかというような根源的なことを考えることも大切だと思います。それはまさに哲学の領域です。哲学には人間の思考の枠を取り払う力があると思っていますので、閉塞感の中にあると言われる日本でも哲学教育が必要になるのではないでしょうか。

島岡　とくに研究者は、やはりひとつのことを極めるためにある時期、視野狭窄に陥らないとうまくいかない場合があるわけですが、そういう人にとっても先生のおっしゃるような「今を生きる」価値観や哲学的な視点があるということをキャリアの比較的早い時期に知っておくことが大事だということですね。

矢倉　脇目もふらずにやるのもいいと思います。おそらく、そうしないとなかなか成功しないとも思います。振り返ってみますと、私は学生時代から、現役で仕事をする時期はあくまでも舞台の上での「芝居の時期」で、舞台での芝居が終わった後も人生はまだ続き、むしろそちらが大事だということも意識していました。ですから、そこまでエネルギーを持続させなければならない。追われるようにやっている一方で、いかにエネルギーをセーブしていくのかという意識がどこかにありましたね。

島岡　いま矢倉先生がおっしゃった考え方に通じるところがあると思いますが、私は〝ゲーム性〟を知っていることが重要だと考えています。人生を本気でシリアスに考えるだけだと、一度負けたらそこで終わりと思ってしまう。ゲーム性を意識できていれば、いくらでもやり直しができると思えるから、うつになったり自殺を考えたりしないのですね。

矢倉　「しょせん何々だ」という感じですね。

島岡　そうですね。大学受験や医師国家試験、そして就職試験や教授選もゲーム性をもって「しょせん○○」と捉えられれば、ずいぶん楽になります。「しょせん」という言葉はとてもいい言葉だと思います。

（「医学のあゆみ」245巻12号「〝教養〟としての研究留学」第5回より抜粋）

対談 ❻

研究者の intellectual independency

別役智子　Tomoko BETSUYAKU

（慶應義塾大学医学部呼吸器内科 教授）

◎ 1964 年札幌生まれ．1989 年に北海道大学医学部医学科卒業後，同大学呼吸器内科学にて臨床研修．同大学大学院博士課程（内科系）修了後の 1996 年に米国ワシントン大学呼吸器救急医療部門へ留学．2000 年に帰国後，北海道大学呼吸器内科に勤務し 2008 年に准教授就任．2010 年には米国ワシントン大学発生生物学教室へ招聘教授として 2 度目の研究留学．2011 年慶應義塾大学医学部内科学（呼吸器）教授就任．2003 年日本呼吸器学会奨励賞，2005 年第 42 回エルフィン・フォン・ベルツ賞 2 等賞（共同受賞）．2008 年日本呼吸器学会熊谷賞受賞．COPD（慢性閉塞性肺疾患）の病態と臨床研究と，肺癌発症における線維芽細胞増殖因子の役割に関する研究に従事している．

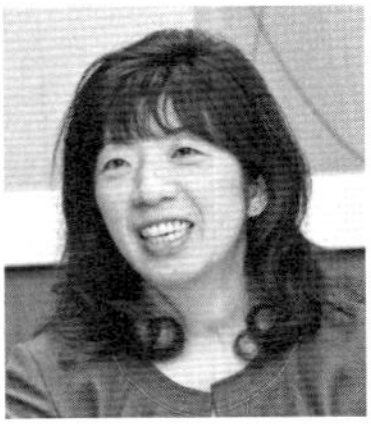

ポストアメリカ・ディプレション

島岡　別役先生は2度留学されていますが、最初はワシントン大学呼吸器内科の Senior 教授の研究室に行かれてますね。

別役　留学した最初の2年間は、データも出ず、論文も出ず、と本当に苦労しました。分子生物学的考え方や手法を身につけるので精一杯という状態からのスタートでしたが、後半は、いろいろな共同研究に参画させていただき、すこしずつ成果もでるようになってきました。私の尊敬する Senior 教授は、臨床医であり続けながら、肺の分子生物学で世界をリードされてきた方です。その生き方を間近で拝見する日々を過ごすなかで、自分はとても Senior 先生の足元にも及ばないけれど、一歩でも近づきたいという気持ちがあったと思います。二〇〇〇年に帰国してからは、Senior 教授との共同研究はずっと続きました。

島岡　最初の留学からはどういったポジションで帰局されたのでしょうか。

別役　北大第一内科の西村正治教授は、当時の私を見ていて留学後、医局のスタッフとしてはやっていけないのではないかと心配されてたと後から聞きました。臨床教室では、研究だけじゃなく臨床や教育、それ以外のさまざまな雑用をこなさなければなりません。また当時２人目の子供を妊娠していたことも大きな不安要素で、授業料を払う「研究生」の身分で帰国後の医局生活をスタートしました。

今もよく憶えているのは、西村教授に「あなたの夢は何ですか」と聞かれた時のことです。私は、「independent researcher になりたい」とお答えしました。私はそんなに大それた発言をしたつもりはなかったのですけれど、後からその言葉を西村教授はとてもショックだったと振り返っておられました。「日本の制度のなかで independent researcher になるには、教授になる以外はないのだよ」とおっしゃったのです。

島岡　西村教授のおっしゃるとおりですね。

別役　私がイメージしていたのは、アメリカで私と同世代で２〜３人の小規模のラボを立ち上げ、ＰＩとして独立し、いきいきと研究する若い先輩たちの姿だったのです。independency＝chairman なんていう発想はまったくなかったので、逆に私の方が日本の研究環境にカルチャーショックを受けました。いま思えば、教授のお仕事の一端を担わせていただき、医局に貢献したいというスタンスでいればもうちょっと精神的に楽だったのかな、とも思います。

島岡　そうですね。

別役　「ポストアメリカ・ディプレション」という言葉があって、iPS 研究所の山中教授がアメリカから帰られた後に1度うつになったというお話を著書でされていました。私もまったくレベルは違いますが、そういう気持ちでした。自分の研究のモチベーションを維持していくのが大変で、日本はどうして、若い研究者に好きなようにやってごらんというムードがないのだろうと思ったり、研究費も当たらなかったりと、非常につらい時期でした。

intellectual independency とは?

島岡　別役先生のご経験と重なる部分があるかと思いますが、いま一番しんどい思いをしているのは、医師になりたてくらいの若い層と、年齢的にピークは過ぎつつあるけれどもＰＩにはなれていない中堅層ではないかと思います。

別役　一番つらいのは中堅、そこに元気がないのですよね。自分もかつて元気ではなかったけれど、彼らを元気にしないと日本の将来は暗いと思います。とくに中堅研究者に対して日本の社会は本当に冷たいと感じます。しかし彼らに、「日本から脱出してアメリカに行くのもいいわよ」ということでは解決はしません。そういう人たちが日本で研究を続けられる環境をつくっていくことが、私たちの責任だと思います。任期付き雇用で家族を持って研究しろというのは、これは本当につらいです。たしかにアメリカも中堅の研究者全員がＰＩになれるわけでもないという厳しい現実もありますが、彼らが若い人の教育を直接担っているわけです。若い人は中堅の研究者をよく見ていますから、あんな不安定な疲弊した将来は嫌だと若い人たちが思ってしまうのはすごくまずいと思うのです。

島岡　別役先生の教室でとくに気をつけられていることはありますか。

別役　中堅の研究者が独立して自分たちの裁量でできる領域で活躍させてあげることが大事だと思っています。彼らのモチベーションを高め、彼らが始めたプロジェクトには私はできるだけ口を出さないように気をつけています。

島岡　できるだけ彼らの independency を尊重するということですね。「intellectual independency」は、アメリカの研究者にとってはもっとも重要な価値を持ちます。アメリカでは、financial にも intellectual にも独立したＰＩでないと研究者として認められないという雰囲気もありますね。米国のアカデミアではいつかは必ずＰＩになりたいと多くの人がとても強く思います。

別役　ただ、たとえば若くしてＰＩになった人たちが、40代後半になってどれだけＰＩとして生き残っているかというと、おそらく1割ぐらいの人です。多くの研究者がどこかの時点でラボを閉めざるをえないのが現実としてあります。年齢を重ねた教授であってもＰＩであり続けるためにはグラントを獲得し続けなければいけません。

島岡　一方でアメリカでは、実際にＰＩになれなくても研究者のキャリアが完全に閉ざされて絶望するわけではありません。企業なども含めたポジションの流動性が高いため、研究者の受け皿もいろいろとあるのです。アメリカ留学を経験することのひとつのよいところは、independency が最高の価値であるということを理解できることです。単に助教、講師、准教授と昇進することにはそれほど意味があるわけではない。アメリカの場合にはアシスタント・プロフェッサーとそれ以下とのギャップが最も大きくて、アソシエイト・プロフェッサーがテニア（終身雇用権）をめざして進んでいくということは重要ですが、もっとも大きなキャリア上のステップはインディペンデンスがあるかないかです。

「日本のために頑張りなさい」

別役　ポストアメリカ・ディプレションのお話をしましたが、1回目の留学から帰ってきて10年間、医局の中で助教、講師、准教授と歳を重ねていくなかで、研究者としての生き方を見失っているのではないかという焦燥感を持っていました。やはりもう一度アメリカで研究したいという思いが強くなり、2回目の留学をさせていただきました。

島岡　それはいつのことですか。

別役　二〇一〇年から二〇一一年、1年だけというお約束でした。それまでとは全然違う領域の研究をしてみたいと思ったのです。当時、炎症性肺疾患の研究から、肺の発生と発がんに関する研究に興味を持っていました。1回目の留学と同じワシントン大学に、発生学のすばらしい研究室と臨床の肺癌のプロジェクトがあって、いろいろな方から推薦していただいて、1年間の招聘教授として留学することができ、その1年間はとても充実していました。

島岡　2回目の留学から戻られて直接慶應大学に赴任されたのですよね。

別役　渡米して間もなく、慶應大学呼吸器内科教授選考の候補にあげていただいていることを知りました。当初はとても戸惑いましたが、留学中の後半には、自分の今まで培った考え方をアメリカの経験を含めて慶應で役立てることができたら、日本の若い人を元気にして、日本のプレゼンスを高めることになるのではないかと、考え方が変わってきました。

島岡　2回留学されて、やはり日本の時代背景の違いをお感じになったのではないですか。1回目の留学の時期は非常に景気がよかったと思いますが、2回目の留学の頃には徐々に経済的にも研究の面でも世界における日本のプレゼンスが下がっていく時期と重なりましたので、ずいぶん状況が変わっていたのではないでしょうか。

別役　2回目の留学の時に日本の地位の低下を肌で感じたことで、もっと日本を元気にしないといけない、日本の研究者を育てないといけないと強く思いました。Senior 教授が、「智子は日本のために頑張りなさい」と言ってくださった時の気持ちを持ち続けていようと、いまあらためて思っています。

島岡　いったんはそれほど日本のことが好きでないように感じられて離れていったけれども、日本の地位が低下してくると今度は日本に引き戻されていくという斥力と引力のバランスが面白いですね。

別役　そうですね。自分の気持ちとしては、一本道のキャリアを歩いてきたとは思っていません。北海道大学ではさまざまなチャンスを頂いて本当にありがたい気持ちでいっぱいですが、心の中ではいつも悩んでいて、あまり先のことは考えずにがむしゃらにやってきたという感じですね。

「より高いグレード」での留学

島岡　ここでチャレンジについて先生に伺いたいのですが、私は「チャレンジの帰納法」というものを考えています。チャレンジというのは、常に失敗する可能性があるので簡単にできることではない。けれどももしある時にたまたまチャレンジができたとすると、そのチャレンジがたとえ失敗しても（命まで失わないことを学び）、その経験を糧に次のチャレンジというのが少しだけしやすくなるのですね。これを繰り返していくことによって、経験値を積めば積むほど、つまりN回目よりN＋1回目のほうが人はチャレンジしやすくなります。そして、永遠にチャレンジを続けることが可能になります。しかし、この理論が成立するためには、経験値がゼロの時点（N＝1）でチャレンジが行われなくてはならないわけです。別役先生にとって、経験値がないときにチャレンジを可能にしたものというのは何だったのでしょうか。

別役　最初のチャレンジというのは、1回目の留学だと思いますね。当時の私の挑戦は無謀だったと思います。テレビや雑誌で見るアメリカぐらいしか知らない状況でよくあんな大チャレンジをしたなと、子供を連れて行ったなと思います。

島岡　私もほぼ先生と同じ考えを持っていて、思い切って留学ができた理由は何かと聞かれた時には、「無知だったこと」であると答えています。当時インターネットは普及していませんでしたから、アメリカで何が起こっているかなんてことは何もわからない。翻っていまは、インターネットを含めた様々なメディアの情報が溢れているので、実際に現場に行かなくてもたくさんの情報が得られてしまうのですね。

別役　本当にそうですね。いまはアメリカを含めた海外へのアクセスが非常に身近な時代になりました。船に乗って何十日もかかって赴任するという時代の留学のチャレンジたるや本当にすごいチャレンジだったのでしょうが、いまやそのチャレンジ度合いが低くなっているのではないでしょうか。

島岡　それはとても重要なポイントで、かつては留学というのはそこで勉強してくるという意味もありましたが、留学自体が困難であったために、その困難を乗り越えるという「禊ぎ」としての意味もあったわけです。いまその困難という意味がなくなりつつあるのだったら、留学以外に何か別の困難なチャレンジが「あたらしい禊ぎ」として必要となるのかもしれません。それでは「あたらしい禊ぎ」となるチャレンジとは何なのでしょうか。

別役　異文化に触れることがそんなに大きな驚きでも挑戦でもないのならば、その世界で対等とまではいかなくても、ただ見学に行くのでない、研究をするということはいったいどういうことなのかというその真髄や研究カルチャーにまで入り込んで、分かってから日本に帰って来いということではないでしょうか。

島岡　それはたしかにチャレンジですね。

別役　そこまで体感してくるというのはチャレンジだと思うし、同時に日本に帰ったときに、「研究者として」何ができるかということを考えて戻ってきてほしいですね。幕末から明治時代のエリートではないですが、日本を変えるために、日本をよくするために自分は責任を負って派遣されたのだという気概とでもいうのでしょうか。

島岡　とても建設的で現実的なご意見だと思います。単に留学するだけではなくて、より高い使命を課した留学というのが、今後留学をする人にとってのチャレンジになるということですね。

留学の前にできるだけ下駄を履いておく

別役　かつてのアメリカ留学では、何もできない者に対してでも一から育ててあげましょうという余裕があったように思います。私の1回目の留学のころはまだそういう雰囲気で、一生懸命やれば教えてもらえる、育ててもらえる雰囲気がありました。しかし次第にアメリカの研究事情も変わってきて、グラント獲得も厳しくなっています。また、アジアを含めた世界各国から技術も語学力も持った人がどんどんやってきているなかで、そこで日本人研究者がどういうポジショニングで入り込むのかというのもかなり難しいことだと思います。

島岡　留学先であるアメリカの状況そのものが20年前とは違うということですね。

別役　日本に帰ってきて研究を続けるために留学をしようと考えるならば、日本でそれなりの準備をしていくことが大事なのではないかと思います。英語ひとつとってみても言葉は行けば何とかなるというのは間違いですね。英語でまったくコミュニケーションの取れなかった人がアメリカで買い物ができるようになることはあっても、そこから研究者同士がディスカッションをしたり交渉をしたりするレベルとの格差はとても大きいです。

島岡　準備していくべきものの具体例としては、やはり研究能力と語学能力ということでしょうか。

別役　そうですね。私は、留学前には最低1本でもfirst authorで英語論文を書き上げるということを課していきます。どんなに小さくても、どんな内容でも、先行の研究論文を理解し、研究の成果を世の中にひとつ出すという経験があるかないかというのはすごく大きな違いです。

島岡　First authorの論文を書いた経験というのは、何ものにもかえがたいですね。

別役　留学先の研究テーマが同じではなくても、こういうことができて、考えられる人だということをわかってもらって留学するのでは、ボスの見る目も全然違います。

島岡　おっしゃるとおりです。もしかすると一生懸命準備して行ってみたら、準備したことはほとんど役に立たないということに気づくことになるかもしれませんが、それでも準備しないで行くよりかははるかにいいと思います。

別役　私たちの医局ではここでできる研究を一生懸命やらせて、成果を出して、そのうえで留学に送り出すことが、私の親心ですね。

（「医学のあゆみ」246巻13号「〝教養〟としての研究留学」第6回より抜粋）

対談 ❼

留学して「日本のマトリックス」を知る

今井由美子　Yumiko IMAI

（秋田大学大学院医学系研究科 情報制御学・実験治療学講座 教授）

◎ 1992年昭和大学大学院医学系研究科で博士号取得．1993年より同大学医学部助手，国立小児医療研究センター博士研究員を経て，1999年カナダトロント大学ポスドク，2002年同アソシエイトサイエンティスト．2003年オーストリア分子生物学研究所（Institute of Molecular Biotechnology：IMBA）アソシエイトサイエンティストを経て，2008年より秋田大学大学院医学系研究科情報制御学・実験治療学講座教授．

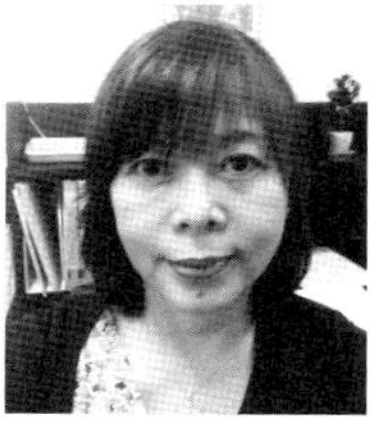

誰もやらないことをやる

島岡　最初の留学先、Slutsky先生のところでは具体的にどういった研究をされていたのでしょうか。

今井　その頃二〇〇〇年から二〇〇三年は、ヒトの全てのゲノム情報が解明されて、ノックアウトマウスを一個でもつくって論文にすると「Nature」や「Science」に載るというような、そういう時代でした。トロントでもこの領域がすごくホットな時期で、ノックアウトマウスを作ったり解析したりというようなことをやり始めました。〝マウスICU〟と私はよんでいるのですが、マウスで人工呼吸したり、呼吸機能をはかったり、心機能をはかったりというモデルを立ち上げて、あわせてARDSのモデルとなるノックアウトマウスを作ったりと、分子生物学的なベースの部分をトロントで勉強させてもらいました。

島岡　マウスのような小動物を人工呼吸器で換気する実験系はなかなかできるものではないですよね。当時それをやろうと思って、いちからセットアップされるのは簡単なことではなかったと思います。

今井　今は結構やっていらっしゃる方もいますが、当時は新しかったですね。Slutsky先生の研究室では、人工呼吸が研究の大きなツールのひとつになっていました。もうひとつは、普通の研究室にもバイオ系のテクニシャンはいますが、Slutsky先生の研究室だとエンジニアのテクニシャンがいて、マウス用に人工呼吸器をつくり変えたりとかいろんなことをやる人がいたので、彼らに教えてもらいながらすごく勉強させてもらいました。今でもエンジニアの人といろいろやりとりしながら、実験のちょっとした部品について教えてもらったりしますが、それは本当にいい経験だったなと思います。

「脱皮」するきっかけ

島岡　今井先生自身はカナダに残るか、ご主人とともにオーストリアに移るかはどのように決断されましたか。ウィーンのJosef Penninger研に移ることはリスクもあったと思いますが、そこである程度勝機を見出されていたのでしょうか。人生のキャリアの岐路に立ったときの考え方を詳しく教えてください。

今井　私は、もともと臨床から研究に入ったのですが、研究をやってみると、ある程度の時間、たとえば3年から5年ぐらいの時間で脱皮するような感じで、今の分野をもとにさらに新しい分野に思い切ってチャレンジすることがやっぱり必要なのかなと感じています。どの分野にいくかというのは、そのときどきのサイエンスの流れや人との出会いなどいろんなことに影響されるかもしれませんが、海外の研究者をみていてもある期間で移る人が多いですね。移るときにテーマを変えたり、自分自身をリセットしてまた新しい仕事を進めていくというようなことをそばでみていましたので、ごく自然なことだと感じていました。私の場合は、VILIやARDSを臨床も含めて10年ほどやっていて、そろそろ新しいことをやってみたいというような気持ちもあって、移ることにしたのです。

島岡　やっぱり同じ環境にいるとマンネリ化します。研究のアイデアは自分のなかから自発的に湧いてくるものばかりでなくて、周りとのコミュニケーションや周囲の環境に影響されるところが大きいのですね。先生がおっしゃる「脱皮する」きっかけとしてもっとも効果があるのは、場所を変えることだと思います。しかし、場所を変えることはリスクやコストも大きくて、引っ越しにかかる費用だけでなく、時間的なロスもあるし、再び研究環境をセットアップして新しいことにチャレンジすることにはリスクもあるから、多くの人が躊躇するのだと思います。変化することを嫌がるというマインドセットを多くの人がもつなか、今井先生がチャレンジできたのはなぜでしょうか。

今井　小児救急で重症の患者さんを診るなかで、手を尽くしても助けられない赤ちゃんたちというのがたくさんいましたので、治療につながるような研究をやるのだという気持ちは一貫してもっています。一方で、臨床をつづけるなかでの行き詰まりも感じていました。女性が臨床を中心に大学でやっていくのは、いろんな意味で難しい面があって、臨床を極めるという意味では、女性医師の限界みたいなのがあると思うのです。

島岡　ある意味、底というか限界というか、行き詰まりを経験されているから、後は何でもできるというところまで開き直れるということですか？

今井　そうですね。そこまで行き詰まっちゃうと、後は割と大胆になれるというか、何とかなるんじゃないか、と。楽観的にチャレンジできる面は男性よりは女性のほうがあるかもしれないです。

フィジシャン・サイエンティストの強み

島岡　今井先生は臨床にも携わっていらしたということですが、私はフィジシャン・サイエンティストというのはとても重要だと考えています。フィジシャン・サイエンティストといっても、常に臨床・研究の両方をやっている必要はありません。キャリアのある時期には臨床か研究かのどちらかひとつのことに集中して、また別の時期では別のほうに集中して、最終的にその経験と実績をもとに、指導者や教育者という立場になって、医学研究やトランスレーショナル医療を促進していくのが、フィジシャン・サイエンティストの役目だと思います。

今井　医学部の基礎で薬理を教えるようになって医学部の学生と接するときに感じるのは、そもそも基礎医学に興味がない学生が増えているということです。フィジシャンはめざしていてもサイエンティストにはならなくてもいいというような感じで、それには危機感を覚えます。

島岡　おっしゃるとおりで、サイエンスだけを促進するというのは必ずしも簡単ではないと思います。そのときに、フィジシャン・サイエンティストというのはサイエンスを押し進めるためのとてもいいパッケージだと思うのですね。ひとつには、学生の興味の対象として抽象度の高いサイエンスではなくて、患者や病気の治療を指向した想像しやすいバイオメディカルサイエンスの形を示すことができます。もうひとつは経済面で、サイエンスだけでは食っていけなくなることはあるかもしれませんが、フィジシャン・サイエンティストであれば臨床に戻るというバックアップがあります。サイエンスだけに集中できる時期は短いかもしれませんが、息の長い研究をしようと思ったら、精神的にも経済的にも、サイエンティストをサポートするとてもいいパッケージじゃないかと思います。

今井　おっしゃるとおりですね。臨床医で、かつ研究もバリバリとやるような、そういったフィジシャン・サイエンティストがクールだという価値観が北米やヨーロッパにはあると思います。日本でも若い医学部生に魅力的に映るようなロールモデルを示すのは大事ですね。

島岡　もうひとつ、まさに今井先生がやっておられるフィジシャン・サイエンティストの大きなメリットは、アカデミックキャリア上のプロモーションにあると思います。女性の場合は、臨床だけでは昇進の壁（ガラスの天井）にぶつかる確率が高いのかもしれないけれども、そこで客観的に評価できるサイエンスの業績があれば、アカデミックキャリアだけではなくて医者としてのキャリアを歩んでいくうえでもとてもプラスになるのではないでしょうか。女性が医学の領域でキャリアを歩んでいくうえで、フィジシャン・サイエンティストとして研究をすることはとても有利じゃないかと思うのです。

研究のリスクとバックアップ

島岡　留学をして業績が出るか出ないかなどの短期的なインパクトは、実際はずいぶん運に左右されることもあると思います。運が悪く論文が出ないまま目にみえる短期的な成果なく帰国する人もいると思うのですが、運も実力のうちなのかどうかという点についてはどうお考えですか。

今井　運というのとちょっと違うのかもしれませんが、海外に留学したときに、自分の研究テーマにだけ目がいっていると、それがだめだった場合はすべてだめになると思うのですね。研究室のなかで何となく他のテーマとか他の人のプロジェクトとインターアクトするような状況は、海外のほうが日本よりは多いと思います。たとえば研究所全体がオープンラボであれば、お互いの相互作用だったり、積極的にコミュニケーションをとってかかわっていくことによって、誰かのプロジェクトがうまくいけば業績につながることもあるかもしれません。海外に留学したときには、自分のプロジェクトだけをみるのではなくて、周りをいろいろみて、そこに自分からかかわっていくみたいなことは考えてもいいのかなと思います。

島岡　運云々という前に、ちゃんとバックアップでもってリスクをヘッジせよということですね。

今井　Josef のラボにいるときに別のポスドクから学んだことなのですが、Josef の研究室ではノックアウトマウスを作ってそれを解析するというのがおもな流れになっているので、ノックアウトマウスのフェノタイプが出なかった場合は論文にならない。そのポスドクは「このマウスを今熱心にやっているけど、もしフェノタイプがなかった場合は論文なしになってしまうから、バックアップとしてこのマウスもこのマウスも、このマウスもテイクケアしているんだ」ということをいっていました。Josef のラボはそういったことをフレキシブルにやれる研究環境でしたね。

島岡　ノックアウトマウスほどリスクをテイクしないといけないのもないですよね。マウスを作っただけでは論文になりませんものね。

「Cell」の書き方

島岡　バックアップをとってリスクをヘッジしても、それでもいい業績が出ない人もいます。そこで今井先生にこの質問をするのは難しいことですが、たとえば「Cell」も「Nature」にも全然論文が出なかったとして、それでも留学してよかったといえるでしょうか。

今井　もちろん「Cell」と「Nature」だけがジャーナルではないと思いますし、私自身も、日本にいるころに出していた論文はインパクトファクターも10点いくかいかないか、それ以下のものもありました。私が思うのは、どんな論文でもそれをひとつ世の中に出すに当たっては、血と汗と涙がそのなかに注入されているのですね。論文を出すこと自体は、「Nature」「Cell」だからいいということではなくて、専門誌に出していくということも、新しい分野を切り開くという意味で絶対的に必要だと思います。自分自身もそうなのですが、「Nature」に出すのも、ほかの雑誌に出すのも、同じぐらい大変なことだと思うのです。

島岡　私も先生のおっしゃるとおり、「Nature」でもインパクトファクターの低いジャーナルでも、論文を出すまでの仕事の大変さや努力の価値はそんなに変わらないと思います。そこであえてお聞きしたいのは、「Cell」に載るような論文は、専門誌に出す論文と書き方が違うと思うのです。

今井　Josef がよくいうのは、根本的に新しいというのは絶対的に必要で、それプラス、セクシーなストーリーにしなければいけない、ということでした。たとえば SARS がはやったときも、私たちが出した ACE2 の仕事は最終的に「Nature」にとってもらったのですが、SARS と ACE2 という分子がかかわっていることを世の中の興味を意識しながら、おもしろくセクシーに書くということです。その後の H5N1 の仕事でも、もちろんいろんな実験をやってデータをとるというのは必要なのですが、それプラス、強毒型のインフルエンザがはやったときに、社会とのかかわりみたいなところを意識する必要があって、それを Josef はセクシーといっているのではないかと思っています。

島岡　データがいいのは大前提で、それだけではだめで、うまく社会のニーズとかその時の空気を読み取ることが大事だということですね

今井　もうひとつ、Josef は「メッセージをシンプルに」ということを何度もいっていました。実験をやっているうちに、このメカニズムもこのメカニズムもと、どんどん仕事が膨らんでいくことは往々にしてあるかと思います。そういうときにどれに焦点を当てて、どれに当てなくともいいかという判断が重要なのかなと思います。

島岡　余計なものは削ぎ落として、データをストーリーにのっとってフレーミングするということですね。

今井　でも、そこで肝心なデータがないとストーリーが描けませんので、そこの判断が難しいのですね。

留学して日本のマトリックスを知る

今井　留学して何がよかったかというと、やはり海外の研究環境に単に身を置いているだけで、研究者たちが何をめざしているかという空気が伝わってくるところがありました。日本にいると、とくに病院で診療をやっていたりすると、そのときのサイエンスの流れがつかみにくい部分があったかなと思います。トロントでは、いろんな情報が空気みたいなものから伝わってきて、研究者たちがめざしているものが何となく伝わってきたときに、私の場合はポス

トゲノム時代が本当に来ているのだなというのを実感しました。もうひとつは，「マトリックス」という映画がありましたよね。

島岡　その映画は私も観ましたが，研究留学とどう関係してくるのでしょうか。

今井　日本には日本のマトリックスというものがあると思うのです。最近，「半沢直樹」という高視聴率のテレビドラマがありましたが，たとえば大手銀行なども東京が中心で，地方に行く場合は島流しされた，みたいな。大学も，まず旧帝大系があって…というのがありますよね。そういう日本独自のマトリックスがあると思うのです。

島岡　なるほど，もうすこし聞かせてください。

今井　留学前は，そういったもののなかでがんじがらめになっていたのかなと思います。たとえば，これは医者にかぎらないと思うのですが，日本では女性が生涯を通して仕事をやっていくのは，だんだん年齢が上がるにつれてやりにくくなると思うのですね。留学して感じたのは，トロントやウィーンの女性はそれぞれ自分のペースで，私はこれで幸せなんだという自分の幸せの価値観をもっているのです。日本だと，女性が仕事もうまくいって家庭も両方とるのは難しいみたいな空気があると思います。トロントの小児病院のPIで，研究所の所長もやってらっしゃる女性がいて，その方は子育てもして家庭も幸せそうにやっておられて，研究もバリバリやってという感じでした。彼女はすごく頑張っておられたと思うのですが，周りの人もそれに対してあまり違和感がなく，「あの人はああいう人生なんだ，でも私はこういう生き方をするんだ」という受取り方なのですね。そういうのをみて，いろんなものごとを日本のマトリックスとちょっと違う角度からみられるようになったのは，留学してよかったかなと思います。

島岡　「日本のマトリックス」とはじつに的を射た言葉ですね。先生のおっしゃる日本のマトリックスの存在を知ろうと思ったら，一回国外に出ないとわからない。一度外国へ行って日本には日本のマトリックスが存在するのだというのがわかって，さらにそれを相対的にみることができるようになって，それまで感じていた閉塞感から自由になれるのですね。

（「医学のあゆみ」248巻6号「〝教養〟としての研究留学」第7回より抜粋）

対談 ❽

「臨床の充実感」を超えてめざすこと

山本雄士　Yuji YAMAMOTO

（株式会社ミナケア代表取締役）

◎ 1974 年札幌市生まれ．1999 年東京大学医学部を卒業後，同付属病院，都立病院などで循環器内科，救急医療などに従事．2007 年 Harvard Business School 修了．2007～2012 年科学技術振興機構研究開発戦略センターフェロー，2009～2013 年慶應義塾大学クリニカルリサーチセンター客員准教授．2012～2013 年内閣官房医療イノベーション推進室企画調査官．現在，株式会社ミナケア代表取締役，ソニーコンピュータサイエンス研究所リサーチャー．ヘルスケア全体のシステムマネジメントを中心に，政策提言や講演活動を国内外で行う．また，教育活動として山本雄士ゼミを主宰している．2014 年 1 月，日本起業家賞 2014 ベンチャー世代賞受賞．

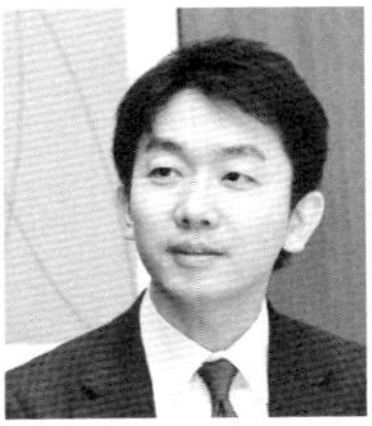

Harvard Business School (HBS) へ

島岡　MDベースでMBAをもつ人はゼロではないですが、アメリカ人を含めてもそんなに多いわけではないですね。日本人では先生が唯一でしょうか？

山本　いまでは日本でもMBAをもつ人がいらっしゃいますが、HBSに行った日本人医師は私が初めてです。

島岡　HBSで教えられる授業というのももちろん大事だと思いますが、そこで得られる人脈も非常に大切で、それらの相乗効果があることが“Transformational Experience”の源泉なのだと思います。山本先生もいろんな人とコネクションをもたれたと思いますが、先生と同じようにMDベースでMBAをハーバードに取りに来ている人たちというのは、どんな人で、どんなモチベーションをもたれているのでしょうか。

山本　自分の技術を使ってバイオあるいはデバイスの会社をつくりたいと考えている人たちもいましたし、あとは病院の管理、経営に興味があって来ている人たちもいました。HBSが若年齢化を進めていたので、医学部を卒業してすぐビジネススクールに来たという人、終わったらインターンを始めるんだという人もいましたし、さまざまですね。臨床に戻るだけではなくて、起業するあるいは例えば保険会社に入る、製薬企業に入る、病院の経営人材となる、行政機関に入る、アカデミックなキャリアをそのまま積んでいく、と多種多様でした。ヘルスケアやメディカルの世界で、HBSで得た知識をどう生かしていくかというのはさまざまでした。

「臨床の充実感」を乗り越えて

島岡　HBSへの留学を決めたとき、山本先生はどういった展望をおもちだったのでしょうか。

山本　MBAでマネジメントを学べば、もっと多くの人にインパクトを与えられるということです。医者不足といわれているなかでおまえは医師をやめるのかということに対しては、病院業務の効率が悪かったり、医療がちょっとゆがんでいるのだったら、1人ぐらい外に出て勉強して、結果として捨て石になったとしても医療全体としては得られるものは何かあるんじゃないかと思っていました。たとえば東大病院のような規模のなかで私1人がいるいないって、そんなに大事じゃないでしょうと。

島岡　全体で見ればね。

山本　そういう意味では、今でも理想の病院、理想の医療が可能であればすぐにでも臨床に戻る気はあるんですけど……　臨床の充実感ったらないですよね。

島岡　わかります、高揚感がありますね。

山本　起業すると同じような緊張感はありますが、やはり臨床の充実感ったらないと思います。

島岡　私も普段は基礎医学と教育が中心ですが、定期的に臨床を、私の場合は麻酔をやるようにしています。先生も麻酔科を回られたからおわかりだと思いますが、患者さんに上手く挿管できたときはうれしいですよね。アドレナリンが出るあの瞬間というのはとても貴重だと思います。

山本　本当にそう思いますね。

島岡　ただそこには問題もあって、先生がおっしゃったように、充実感自体にある種の中毒性がありますから、みなさん臨床の苛酷な現場でやっておられるにもかかわらず、局所最適化に奔走して全体を見る意欲も能力も育たないうちに年老いてしまうという状況もまれではありません。

山本　おそらく、充実感や高揚感ですべてが許せるぐらいに、医者の仕事ってやりがいがあるのだと思います。生きがいにもなるし、それ以外の部分があまり気にならないというのがまず大前提としてあるのですね。逆にビジネススクールで出会ったビジネスパーソンの話を聞いていると、やりがいのある仕事がしたい、生きがいを感じたいと話していました。でもそういうのがないので、むしろ組織論だとか組織の中のポリティカルな話が多くなってしまうんです。

島岡　なるほど、医者と逆ということですね。

山本　医師であっても、医局に属して、そのなかで教授をめざすというゴール設定にしている人であれば、論文執筆に加えてポリティカルゲームに身を投じる人もいるとは思います。一方、臨床をメインにしている医師たちは、多分そういったことの意義を感じていないのだと思います。

島岡　社会学者の宮台真司氏がおもしろいことをいっていて、組織や社会が成熟していくと、人々の価値観は「意味から強度に変わる」というのです。意味というのは、自分の人生はその他多くの人生とは交換不可能でユニークであるという意味付けを信じさせてくれる物語のことです。出世して自分のオフィスを構えるとか、一人前になって自分の家族をもち、家を建てるとかです。しかし成熟社会ではポストも減り、給料も伸びなくなるので豊かな人生の意味を実感するのが難しくなります。人生の意味が実感できなくなると人は不安になり、ついには絶望してしまうので、精神的なホメオスタシスを維持するための行動をとります。その結果、意味を補うものとして、人は強度に向かいます。強度というのはここでいう刹那的な高揚感や、非日常的体験からくるカタルシスなのですが、医者の場合には毎日とにかく強度のあるものにさらされているから、意味を考えなくても生きていけるのかもしれません。

山本　そんな気がしますね。

島岡　医学部にしても、独立して自分の思ったようなことをやれるようなポジションは絶対的に少ないにもかかわらずみんながやっていけるのは、それを補うだけの十分な強度が得られていて、ある意味ではやりがいの感じられるすばらしい職業といえますね。

山本　医療の内側にいる人たちは困っていないんだと思います。口ではいっていても、本当の意味での危機感みたいなものはないのではないでしょうか。

危ないキャリアチェンジ

島岡　山本先生と同じように、医師免許をもちながら医者以外のキャリアを考える若い読者にどのようなキャリア・アドバイスをなさいますか。

山本　ケースバイケースですが、研修医を始めるかどうか、あるいは2年終わったぐらいの段階で、医師以外の仕事をしたいと言って飛び出るパターンが最ももったいないのではと思います。そういう人たちが多い気もしますが。

島岡　初期研修を終えて医者以外のキャリアを選ぶケースですね。

山本　自分の経験上ですが、研修医2年が終わったぐらいのときがいろんな意味で最もvulnerable（弱い）存在で、その時期に外に出ていくというのはもっとも損な選択だと思います。2年ぐらいの臨床経験だと、「強度」的な部分をあまり感じずに、機械的な動作を覚える時期がまだ終わったぐらいの感じではないでしょうか。

島岡　まだ学生の延長という感じという意味ですね。

山本　そうですね。医療の恐ろしさや深遠さ、ヒューマンタッチな部分を感じるのは、技術的なレスポンスを覚えていった後の話だと思うんです。臨床家がもつべき有資格者、専門職としての責務みたいなものを感じる時期は、研修医のもっと後になってからくると思うのです。

島岡　そうですね。

山本　そういった経験がないままに、自分は医学知識をもっていて、臨床経験もあるなんていって飛び出ていっても、おそらく自信だけあって、提供できるものが最もない時期ではないでしょうか。そうすると、医療知識を話したところで、それって医学書を読めばわかる話じゃないかということで、自分が思っていたほどバリューを出せないことに気づくのです。かといって飛び出た以上もとに戻れないぐらいには貴重な時間を失っていますから、そういうキャリアに身を置いてしまうと、本当にどうしようもないんだろうなというのは感じます。

島岡　それはそうかもしれないですね。

山本　もうひとつは、私も31歳で留学しているんですけれども、30歳前後でキャリアに悩む医師は多いですし、一般のビジネス界もそのぐらいの年代は転職を悩む年なのですね。医師の業界がある意味できあがった、守られた業界なぶん、その延長線上の発想のままでちょっと外の世界をつまみ食いしようといった、もやもやした感じのキャリアにしてしまうと、何をやってるのかわからないうちに消えていくというケースはたくさん見ます。

島岡　自分探しをしただけになりますよね。

山本　いま思えば、私の場合は明確に医療を何とかするんだと思って、そのために必要なのはマネジメントだと思い込んだのがよかったのでしょうね。そう決めてとにかく外に出て、目的をもって勉強したと。自分が医療を変えてやろうと思ったときに、必要なのはビジネスやマネジメントのスキルで、医療従事者にはビジネススクールへの留学という話は通じないかもしれないけれども、ハーバードやスタンフォードに留学したといえば何か勉強したんだろうなということだけはわかってもらえるだろうというのが、HBSに留学した理由なんです。

島岡　MBAの意義はひとつは人脈ができること、それからトップスクールを出れば少なくともトップスクールの箔で、とにかく最初のドアをあけてくれるということがあると思います。アメリカの製薬会社では研究者出身でMBAをもっている人が結構いましたけれども、トップ以外のセカンドティアーのMBAというのは……。

山本　MBAを売りにする時代じゃなくなっているのだと思います。それよりも、MDをもっていることは、同じマスターでもMBAよりずっと強いと思いますね。

「アメリカはよかったよ」という欺瞞

島岡　近年若い人の留学が少なくなっているとして、それはなぜなのかを考えるとき、チャレンジ精神がないとか保守的だという精神論に帰結させないところから考えはじめないといけないと思っています。そう考えると原因のひとつは、若い人が留学に対して興味をなくすような歴史を我々がつくってきたんじゃないかという可能性と、もうひとつは先生は数年前ですが私の世代が留学をしたのは十数年前ですから、そもそも時代も変わっているのに同じ理屈で留学を薦めることが間違っているかもしれないと考えていますが、そこはいかがでしょうか。

山本　百聞は一見にしかずという部分は絶対にあって、実際に現場に行かなきゃわからないことは多いとは思います。留学という形でなくても、海外に行く機会が多いせいもあるかと思いますが。いずれにせよ、海外という異文化で生活すること自体にまだまだ意義はあって、色あせることはないですね。

島岡　最近留学する人が少なくなっているというデータも出ているのですが、その原因をどのようにお考えですか。

山本　学生時代にもの凄く白けた、強烈に覚えている経験は、研究留学に行って帰ってきた教授や助教授たちから「君たち、アメリカはよかったよ」といわれたことですね。なぜなら、だったらなぜその環境を今のこの日本の大学につくらないんだよと。立場を活用して同じ環境作ってよって思うわけです。君たちも行ってきたほうがいいぞっていわれると、じゃこの場は何なんだというのが、いちばん留学の思い出話で困っちゃう話です。

島岡　僕も少し耳が痛いですけれども（笑）、すばらしいご指摘です。

山本　そうした会話を見ると、留学はしたいなと思う反面、全体的にモチベーションが下がりますよね。

島岡　たしかに留学帰りでそういうことをいってしまう人は、私たちの世代には多いと思います。若い人はナイーブで敏感なので、そういう状況を見て留学にポジティブになれないところもあるのでしょうね。

誰もやらないから自分がやるしかない

島岡　ＨＢＳにお邪魔したときに感じたのは、パーティーでうまく振る舞える能力というのも非常に重要だということですが、それは社交力で広い意味でのコミュニケーション能力ですね。さらにそれを海外でやろうと思うと英語でやらないといけないですが、その点でトレーニングされたとかいうことはおありでしょうか。

山本　最後まで苦手でしたね。トレーニングというよりも、生き残るために常に必死でした。「できる」「できない」を考えている暇とプライドがあるうちはやらないんだと思います。切羽詰まったとか本当にこれをやんなきゃやばいとまで思い切れないような話は、大体やってもやらなくても変わらないよねというのもひとつの真実です。

これは起業したときも今もですが、誰もやらないから自分がやるしかないと思ったんですね。帰国して政策提言を書いたり、学生に授業したり、あるいは会社に属して、こういうことが大事だと思う、こういうことをやろうぜといっても、なかなか周りが動かなくて困ったなという経験の積み重ねで、これは自分でリスクをとって始める以外にないんだろうなとどこかで思ったんです。そのときの悩み方は、当然起業なんかやったことないし、多くの人たちが討ち死にしていくのが普通である起業を、そこまで俺やるのみたいな感じですね。「できる」「できない」はわからないけれど、やるしかない。そしてやり出したら、消えていくわけにいかないっていう緊張感があって、いつもその辺のぎりぎりのところでやっている気がしますね。

島岡　自分がやるしかないことをやるというのはとてもリーズナブルですが、自分がやるしかないものを見つけるのは簡単なことではないと思います。というのは、ビジネスも研究もそうですけれども、たいていのことは誰かがすでに思いついているのですね。

山本　自分しか思いつかないモデルや仕事なんてなくて、勝負の分かれ目は結局、やった人が偉いんだと思うのです。HBSに行く前は、新しいビジネスモデルのアイデアがあってもこれはいえないな、自分だけの大事なアイデアだぞと思っていました。けれどもいろんなビジネスモデルやケースを読んでいくと、みんな思いつくことはたいがい一緒で、同じ時期に同じようなのを始めて、何でこっちが生き残って、あっちが消えていくんだろうというのを見るにつけ、自分が思いつくようなことは世界で何十人と思いついているんだろうなというのはほぼ確信に近く思っているんです。だから、問題はそのアイデアを実現させるためにどこまでやり切るか、なんです。やるとなったらやり続けて、やると決めたら撤退を考えちゃいけないと。そこまで思い詰めても失敗していくのがビジネスの怖さだと思いますし、それは研究も一緒だと思います。

島岡　そうですね。根性論ともとれますけれども……。

山本　最後は根性論だと思います。格好よくスマートに、しかしもの凄い質と量の仕事をしている人たちはいますが、外部にそう見せるところも含めてやり切っているんですよね、プロの根性として。

（「医学のあゆみ」249巻2号「〝教養〟としての研究留学」第8回より抜粋）

解説

島岡先生から、「私の視点は斜めすぎて、誤解を受けるかも知れないから、もう少し水平な、というか、凡庸な視点で、私の視点をサポートしてください」とのご依頼を受けました。私は、島岡先生のように、メタ的な立場で研究留学の意義を十分に掘り下げることはできないので、二〇一一年におこなった鼎談（島岡、広田、門川）の内容を紹介することで、島岡先生のご依頼に応えたいと思います。

まず、私と島岡先生の出会いについてからお話したいと思います。私は、一九九九年から二〇〇二年にかけて、米国シアトルにあるUniversity of Washingtonに研究留学をしていました。留学中に〝研究留学ネット〟（http://www.kenkyuu.net）というサイトを立ち上げました。自分が苦労したアメリカ生活の立ち上げを書き残して、私の後にアメリカにいらっしゃる方が同じ苦労をしないことを目的としたサイトだったのですが、結局、ものすごく濃厚な留学者の交流サイトになってしまいました。その後、研究留学ネットをもとに、医歯薬出版から『研究留学術』という本を出しました。研究留学ネットを見た島岡先生が声をかけてくださり、二〇一〇年に、ハーバード大学でおこなわれた1週間のワークショップに出席した際に、ボストンでお会いしたのが、島岡先生との初めての出会いでした。

『研究留学術』がそこそこの売上げとなり、発刊から10年経ったので、10年という時間をおいて、研究留学が何であるのか、鼎談をおこなうことになりました。島岡先生と関西医科大学麻酔科の広田喜一先生（当時、京都大学）と私の3人が鼎談のメンバーでした。このときの鼎談が、「医学のあゆみ」誌上で連載されたインタビューシリーズ「教養としての研究留学」につながったのではないかと思います。

鼎談の内容を紹介する前に、鼎談のメンバーのバックグラウンドを説明する必要があるかと思います。島岡先生は、著者紹介にもあるように、日本で臨床・研究をおこなった後、米国留学し、ハーバード大学のＰＩ（Principal Investigator）になるまで成功され、二〇一一年に帰国され、研究を続けてらっしゃいます。広田先生は、日本で臨床・研究をおこなった後、米国留学し、短期間ですばらしい論文を書かれ、日本に戻ってからも、臨床・研究において第一線で活躍されています。そして、私も留学するまでは同じようなキャリアでしたが、帰国後は、徐々に、研究の第一戦から退き、現在は医学教育を主なアクティビティーとしています。三人は、ＭＤという共通点があり、米国への研究留学というところまでは同じような経歴ですが、その後のキャリアは三者三様です。

鼎談で盛り上がった議論のひとつは、留学先の選択や留学をするかどうかについては、あまり情報を集めすぎずに、上司の命令に従うくらいの方がうまくいく、ということでした。非常にステークが高いときの選択は、人は間違えることが多い。だから、留学するしないとか、そういう判断は、自分で決めるのはよくなくて、リラックスした立場の先輩・上司が行けと言ってくれたのなら、行った方が間違いが少ないということでした。また、島岡先生が、13年間アメリカにいた一番の原因は無知であったことだとおっしゃっていました。事前に情報を知っていたら、きっと、アメリカでＰＩになるなどという大変なことは選ばなかっただろうともおっしゃっていました。何でもｗｅｂで情報が得られる現在では、逆に難しくなっているのかも知れませんが、本書で、島岡先生は「悩んだ末に押し切られるように留学の選択をせよ」とアドバイスされています。

もうひとつ盛り上がったのは、医師の研究留学の効用は何であるのかという点でした。結論は、医師の研究留学の効用は短期的なものではなく、長期的なものであるということでした。短期的な効用は、インパクトの高い論文を書くということですが、研究留学は、それまで順調に論文を書いてきたような人にとっては、プロダクティビティが下がる可能性もありますし、日本でポストを得るという意味では、むしろデメリットであるとさえ言えます。鼎談の際には、長期的な効用は何かというところまでは議論が煮詰まりませんでした。医師の研究留学の長期的効果は、厳密には証明できない神話のようなものであるけれど、この「回り道の神話」を擁護する、身をもって長期的効果を体験した人はたくさんいて、本書では研究留学を〝苦い良薬を飲むことを許される優雅な贅沢〟と表現し、研究留学を薦めてらっしゃいます。

さて、ひるがえって、私のキャリアの中で、研究留学は何であったか、あらためて考えてみました。私の研究留学は、短期的な効用として考えれば、明らかに失敗でした。留学前には、年に数報の論文が出て、研究は非常に順調でしたが、テーマをまったく変えてあらたに挑んだ留学中は、プロダクティビティが明らかに落ちました。また、帰国後は、しばらくは研究にも力を入れていたものの、徐々に、臨床や教育に軸足を移していきました。では、私は、研究留学したことは意味がなかったかと聞かれれば、そんなことはありません。今、大学で得ているポジションは間違いなく、研究留学の効用であったと言い切ることが出来ます。そういう意味で、私は、研究留学の長期的な効用という神話を信じている人間の一人です。

私は、人生になにか化学反応を起こす一番有効な方法は、場所を移すことだと思っています。しかも、場所は遠ければ遠いほど化学反応は起こりやすい。遠いというのは、物理的な距離の問題でもあり、言語や文化という意味での距離でもあります。そういう意味で、留学は、ひとつの大きなチャンスだと思います。しかも、ただの旅行でもなく、学生としての留学でもなく、研究留学では、行った場所で必死にならざるを得ないので、効果は大きいと思います。しかし、勝手なことを言うようですが、そこで起こる化学反応が必ずしもよいものかどうかは保証ができません。また、その時には、よい化学反応が起こっているように思っていても、長い目で見て、その化学反応がよいものではないこともあります。もちろん、逆もあります。しかし、それでも、研究者として生きていくなら、その化学反応は受けるべきです。島岡先生は、いろいろなキャッチコピーで、みなさんを惑わしながら、研究留学を薦めていますが、私から言わせてもらえれば、「つべこべ言わずに留学に行きなさい」ということになります。

門川俊明／慶應義塾大学　医学部　医学教育統轄センター　教授

※鼎談は『研究留学術　第2版』（医歯薬出版）に収載されています。

著者

島岡 要（しまおか もとむ） 大学教授／研究者／医師／教育者／作家

一九六四年奈良県生まれ。大阪大学医学部を卒業後、医師として約10年集中治療室および手術室で勤務する。一九九八年渡米、ハーバード大学医学部で助教授・准教授として米国政府より研究費を受け研究室を運営する。二〇〇八年ハーバードビジネススクールのパートナーとバイオベンチャーLeuko Bioscienceを起業するがリーマンショックの余波で頓挫する。しかし失敗しても命まで取られないこと学ぶ。二〇一一年より三重大学大学院医学系研究科・分子病態学教授／災害救急医療・高度教育研究センター長／バイオエンジニアリング国際教育研究センター代表。研究者がアカデミアのスコラーと同時にビジネスパーソンとして切磋琢磨する方法を『研究者の仕事術：プロフェッショナル根性論（二〇〇九年、羊土社）』や『研究者の英語術（二〇一〇年、羊土社）』『研究者のための思考法10のヒント（二〇一四年、羊土社）』で発信する。座右の銘は、チャーチルの「成功とは、失敗から失敗へと情熱を失わずに進む能力であるSuccess is the ability to go from one failure to another with no loss of enthusiasm」

優雅な留学が最高の復讐である
若者に留学を勧める大人に知ってほしい大切なこと　第1版
ISBN978-4-263-20676-8

2015年 9月15日　第1版第1刷発行
2015年11月10日　第1版第2刷発行

著　者　島　岡　　要
発行者　大　畑　秀　穂

発行所　医歯薬出版株式会社
〒113-8612 東京都文京区本駒込1-7-10
TEL.(03)5395-7622(編集)・7616(販売)
FAX.(03)5395-7624(編集)・8563(販売)
http://www.ishiyaku.co.jp/
郵便振替番号　00190-5-13816

乱丁，落丁の際はお取り替えいたします　　印刷・三報社印刷／製本・皆川製本所